"中医治未病养生有道全图解"系列丛书

总 主 编：周运峰　　杨建宇

主编单位：河南中医药大学

全国卫生产业企业管理协会治未病分会

中关村炎黄中医药科技创新联盟

中华中医药中和医派杨建宇京畿豫医工作室

中医治未病养生有道全图解·艾灸

作者名单

主　编：王玉霞　杨建宇　李　明

副主编：杨　涛　周小青　徐学功

编　者：刘文军　王建业　郝忠朴

王旭光　李华贵　康树明

张勤修　胡　静　李静华

姜　巍　宋锦萍　刘英军

任　平

主编单位
河南中医药大学
全国卫生产业企业管理协会治未病分会
中关村炎黄中医药科技创新联盟
中华中医药中和医派杨建宇京畿豫医工作室

中医治未病 养生有道全图解

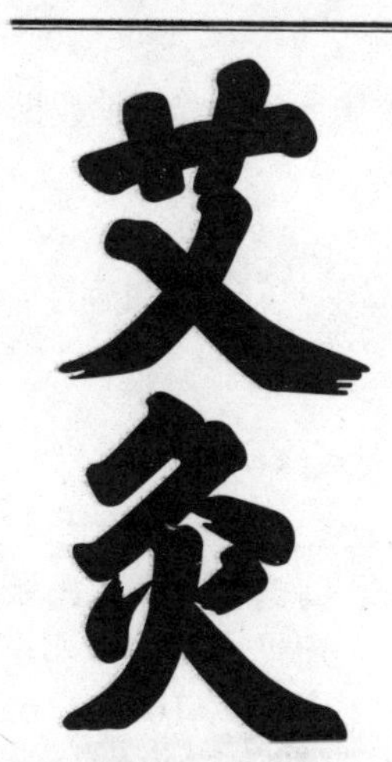

总主编　周运峰　杨建宇
主　编　王玉霞　杨建宇　李　明

河南科学技术出版社
·郑州·

图书在版编目（CIP）数据

中医治未病养生有道全图解．艾灸/王玉霞，杨建宇，李明主编．—郑州：河南科学技术出版社，2019.8（2023.3重印）
ISBN 978-7-5349-9126-4

Ⅰ．①中… Ⅱ．①王… ②杨… ③李… Ⅲ．①艾灸－图解 Ⅳ．①R24-64

中国版本图书馆CIP数据核字(2018)第022854号

出版发行：河南科学技术出版社
地址：郑州市郑东新区祥盛街27号　邮编：450016
电话：（0371）65788613
网址：www.hnstp.cn
策划编辑：马艳茹　高　杨　吴　沛
责任编辑：苏国栋　高　杨
责任校对：董静云
封面设计：张　伟
版式设计：孙　嵩
责任印制：朱　飞
印　　刷：三河市同力彩印有限公司
经　　销：全国新华书店
幅面尺寸：720 mm×1020 mm　1/16　印张：9.25　字数：110千字
版　　次　2023年3月第4次印刷
定　　价：98.00元

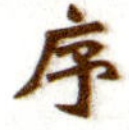

序

中国传统医药学是中国对世界人民的贡献之一，它不但庇佑中华民族的繁衍生息，而且对世界各国人民的健康也做出了巨大的贡献！今天，全世界的中医药人，携手共进，努力前行，就是要使中国医药学成为世界共享医学，为全人类的健康事业再度做出辉煌的贡献！这也许就是我们的中医梦，振兴中医、复兴中医之梦！也是中华民族乃至全世界人民的健康梦！

党中央、国务院十分重视人民群众健康水平的提高，对中医药学的发展给予了大力支持，在全社会开展健康提升大工程。值此，全国卫生产业企业管理协会治未病分会副会长、河南中医药大学周运峰教授提出：治未病分会应该有所作为！建议由其领导的重点学科与治未病分会的专家们一起，编写一套对中医治未病从业医生和养生服务人员有学术参考价值的技术性、适用性书。同时，这套书要让大众看得懂、学得会、用得上，可以服务于大众，提高大众的健康水平。这个提议顺应时代要求，符合国家政策，又是百姓所需，得到了全国卫生产业企业管理协会治未病分会的称赞和积极响应。在治未病分会秘书处王春旺、蒋大为两位副秘书长的具体协调下，经过河南中医药大学有关专家和治未病分会的部分专家的不懈努力，终于完成“中医治未病养生有道全图解”系列丛书。本套丛书共7本，图文并茂，可供专业人士参阅借鉴，也适合大众阅读，既可以传播治未病养生知识，又可以为治未病养生学科规范建设和健康中国建设贡献力量！

本套丛书分艾灸卷、经穴妙用卷、刮痧卷、按摩卷、脐疗卷、敷贴卷、拔罐卷等，内容均为治未病养生之常用适宜技术。其中有些表述及手法，可能与某些专家的有些差异，但并不影响知识和技术的传播。毋庸置疑，本套丛书也一定不是治未病与养生技术的全部或大部，学海无涯，我们仍需不断学习和探索。

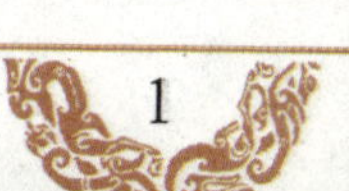

本套丛书是各位参编的医学专家、养生专家不懈努力的结果，由于时间紧、任务重，以及专家们的学识与资料有限，书中可能会有疏漏和不妥之处，希望广大读者与专家多多批评指正！

老习惯！在每次讲课或有关文稿的最后，我都会用“中医万岁！”这一口号作为结束语。“中医万岁！”是我的恩师、国医大师孙光荣在21世纪初针对有人妄想让中医退出医学主流而针锋相对地提出的振奋人心的口号，其含义有二：其一，肯定了中医药经过几千年的发展，经历了无数临床实践，证明了中医药学的正确性！肯定了中医药几千年来在庇佑中华民族繁衍生息方面的巨大历史贡献！其二，振奋了中医药人的行业自信和理论自信，预示中医药一定会大发展、大繁荣，持续发展下去。而今天，我作为孙老中和医派之掌门人、学术传承人，有义务、有责任把“中医万岁！”之口号及其所包含的思想和概念传承下去，以鼓励和振奋中和医派乃至整个中医界之志士仁人。“中医万岁！”也是衷心祝愿每位读者健康长寿！

杨建宇　明医中和斋主　京畿豫医

（全国卫生产业企业管理协会治未病分会会长

中华中医药《光明中医》杂志主编

《中国中医药现代远程教育》杂志主编）

目录

中医艾灸，神奇而不神秘……1
艾灸是古老的中医疗法……2
艾灸必备制品……4
艾灸的取穴方法……7
艾灸的操作方法……11
艾灸保健的特点……17
艾灸治病的原理……18
艾灸的运用有讲究……20
艾灸的注意事项与禁忌……23
艾灸时发生意外不要慌……26
艾灸补益，未病先防……29
补益阳气，让气血充实……30
艾灸祛“虚寒”……32
抗衰老，让你健康长寿……34
增强食欲，提高抵抗力……36
疾病的艾灸治疗……39
感冒……40
咳嗽……42
哮喘……44
慢性支气管炎……46
高血压……48
高脂血症……50
胃痛……52

结肠炎……56
腹泻……58
便秘……60
尿频……64
膀胱炎……66
头痛……68
神经衰弱……70
三叉神经痛……72
面瘫……74
坐骨神经痛……76
耳鸣、耳聋……78
鼻炎……80
牙痛……82
风湿性关节炎……84
类风湿性关节炎……88
肩周炎……92
腰肌劳损……94
月经不调……96
痛经……98
闭经……100
崩漏……102
带下病……104
经前乳房胀痛……106
盆腔炎……108
产后缺乳……110
产后尿潴留……112
子宫脱垂……114

外阴瘙痒……116
小儿厌食症……118
小儿疳积……120
小儿腹泻……122
小儿惊风……124
小儿夜啼……126
小儿遗尿……128
阳痿……130
遗精……132
早泄……134

中医艾灸，神奇而不神秘

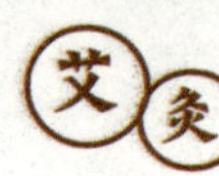

艾灸是古老的中医疗法

中医药文化博大精深，人们提起中医就会想到中药、针刺、拔罐等，却往往忽视了一种纯自然的疗法——艾灸。在几千年的历史进程中，中医形成了多种治疗方法，应用最广的是针、灸、药、罐和按摩五大疗法，其中针、灸的作用机制有相近之处，且具有相辅相成的治疗作用，通常并称为针灸。

艾灸使用燃烧后的艾条温灸人体穴位以治疗疾病，是物理疗法与药理疗法相结合的产物，具有养生保健的作用。用灸法预防疾病，康体保健，在我国已有数千年的历史。灸法的发明可能始于原始人学会用火的时候，当原始社会人们身体有某种疾病时，无意间受到火的烘烤，症状反而减轻，于是人们主动用各种树枝作为施灸工具，意图治疗病痛。艾草是古人占卦的工具，古时巫医不分，在长期的摸索中逐渐发展出艾灸这种神奇的治疗手段。

艾灸疗法在古代很多医书中都有记载。《黄帝内经》说："针所不为，灸之所宜。"《医学入门》中说："药之不及，针之不到，必须灸之。"这说明灸法是除药物、针刺之外的一种重要治疗方法。《孟子·离娄篇》载："今之欲王音，犹七年之病，求三年之艾也。"可见艾灸疗法在春秋战国时代已颇为流行。

东汉曹翕的《曹氏灸方》是最早的灸疗专著。晋代《范东阳杂病方》中有用灸法防霍乱使人"终无死忧"的记载，并首次提出"逆灸"的概念，即指使用灸法的预防性灸疗。到了唐代，太医署专门设立了灸师和针师。唐代名医孙思邈在《千金要方》中提倡针和灸并用。

经过后世的不断发展，艾灸疗法越来越系统化。宋代的著名医学家窦材著有医书《扁鹊心书》，书中重点倡导扶阳，强调阳气在人体生理、病理中的重要作用，他认为阳气的盛衰是人体生长衰老的根本，阳气的有无是人体生死存亡的关键。窦材认为，自古扶阳有三法：灼艾第一、丹药第二、附子第三。书中还强调了艾灸的保健养生作用，提道“人于无病时，常灸关元、气海、命门、中脘，虽未得长生，亦可保百余年寿矣”。

明初朱权的《寿域神方》中曾提到艾灸，李时珍的《本草纲目》、杨继洲的《针灸大成》等医书中还提到了在艾绒中加入麝香、穿山甲、乳香等药末。明代的《针灸聚英》也说：“无病而先针灸曰逆，逆，未至而迎之也。”意指病未至灸之，重视机体自身潜能的激发。明清时期的著名医家范培兰、陈修园、叶天士等人都提倡用艾灸疗法。

艾灸起源于中国，影响却遍及世界。艾灸疗法在日本、朝鲜、韩国、新加坡等国家都有一定影响力，当地医界和民间都采用过艾灸疗法。早在6世纪，艾灸疗法就传到了朝鲜、日本等国。日本《云锦随笔》记载，德川幕府时代，德川将军问已经一百多岁的万兵卫长寿之术，万兵卫答道：“我家祖传每月月初八天，连续灸足三里穴。”灸法在日本历来受到重视，在日本民间，提倡婴儿期灸身柱，即婴儿出生后不久，用小麦粒大的艾炷灸身柱，3炷左右，连续灸3～10日，可以促进健康发育。

几千年的临床实践证明，艾灸是行之有效的治疗方法，它简便易操作，广泛应用于临床各科，具有很好的治疗效果，同时也是防病保健、益寿延年的绝好保健法。古代的艾灸疗法多采用瘢痕灸的方式，在施治过程中，将点燃的艾炷直接放在皮肤上灸灼患者经穴，产生疼痛感，并在身体上留下施灸的瘢痕。然而，进入现代社会之后，这种方法不易为患者接受。

随着时间的推移，艾灸技法逐渐得到改良，目前临床上多采用温和灸。它不会损伤皮肤，更易被人们所接受。再加上人们对艾灸疗效独特性的认识，艾灸疗法越来越受到人们的重视。

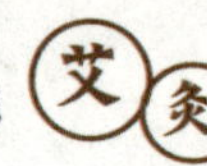

艾灸必备制品

一、艾叶

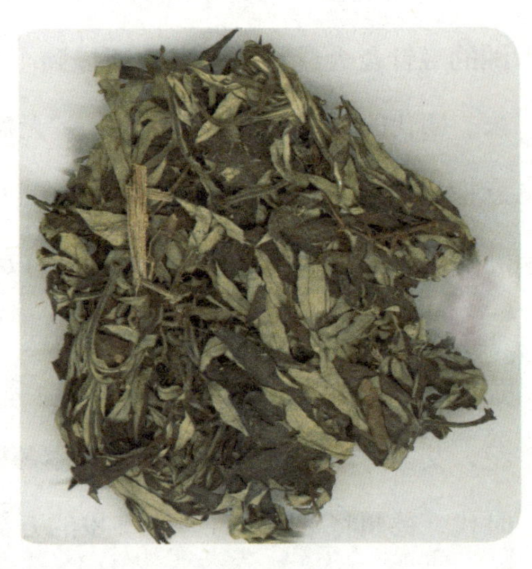

艾灸最重要的材料是艾叶。艾叶取材方便，价格低廉。艾叶加工成艾绒后易于燃烧，气味芳香，火力温和，其温热能穿透皮肤，直达组织深部。便于制作成各种形状的艾炷、艾条。

艾是菊科多年生草本植物，自然生长于山野之中。艾叶气味芳香，辛温性烈，能通行诸经，调理气血，散寒燥湿，振奋元阳。内服能治宫寒不孕、经行腹痛、崩漏带下；外用能灸治百病，无论虚寒实热均可，尤其适于阳虚寒盛或风寒湿邪所致者。

艾叶原料易得，我国各地均产，故还常根据其产地定名，如河北产者称北艾，浙江四明山产者称海艾，湖北蕲州产者称蕲艾。艾叶不仅是常用的药物，民间也常用它来驱蚊蝇、虫蚁。艾叶具有一种特殊的香味，这特殊的香味具有驱赶蚊虫、净化空气的功效，所以，古人常在门前挂艾草。

艾叶中纤维质较多，水分较少，现代研究认为，艾叶含有20%～40%的挥发油，由近20种成分组成，其中30%为桉油素，同时，艾还有多种可燃的有机物。

目前，国内艾的品种达20余种，一般认为，蕲艾在挥发油及微量元素含量、燃烧放热量等方面优于其他地区所产艾叶。艾叶的采收期以端午节前后最为适宜。在每日采集的艾叶中又以中午采收的挥发油含量最高。

施灸用的艾，首先要求采嫩的艾叶，且放置的时间要久。古语有“七年之疾，当求三年之艾”。不过，艾并非越陈越好，时间太长药效就降低了。选择艾灸条，三年的陈艾是最好的选择。

二、艾绒

艾绒是由艾叶加工制成的，主要是艾叶的纤维部分。李时珍在《本草纲目》中叙述了艾绒的制备方法：拣取净叶，扬去尘屑，入石臼内，木杵捣熟，罗去渣滓，取白者再捣，至柔烂如绵为度。用时焙燥，则灸火得力。

制作艾绒时，最好选用野生向阳处五月长成的艾叶，将其风干后在室内放置1年后使用，此被称为陈年熟艾。取陈年熟艾，碾轧碎后使之细碎如棉絮状，过筛，去掉灰尘、粗梗及杂质，如此晒、捣、筛多次，即成淡黄色洁净柔软的纯艾绒。也可取当年新艾叶充分晒干后，多碾轧几次，至其揉烂如棉即成艾绒。

艾叶加工后制成的艾绒细软如棉，易于燃烧而不起烟，火力温和持久，能够穿透肌肤，直达组织深部，很快就会使人有舒适的感觉。艾绒质量的优劣，对灸疗效果有直接影响。优质艾绒燃烧的速度慢，在皮肤上的热感是由轻渐重，再到灼痛缓慢产生，温热时间长，热渗透力较强，因此效果好。劣质艾绒燃烧速度快，在皮肤上的感觉即温则痛，渗透力较弱，效果也较差。

三、艾炷

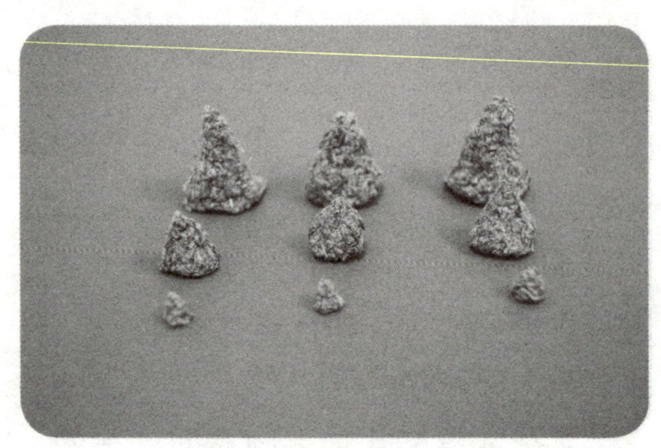

艾叶制成艾绒以后，还要经过进一步加工，即制成艾炷、艾条、艾饼等，才能用于艾灸。用艾绒制成的圆锥形小体称为艾炷。

手工制作圆锥形艾炷时，需要将适量的纯净艾绒放在平板上，用拇指、示指、中指三指，一边搓捏一边旋转，捏成上部尖、底部平的圆锥形。制作艾炷的传统方法是用手捻，应尽量做得紧实。这样的艾炷在燃烧时火力会逐渐加强，透达深部，效果较好。

艾炷的大小不等，古代对艾炷的大小多与其他物品相比较，如麦粒大、苍耳子大、莲子大、枣核大等，是根据患者体质、病情和施术部位来随机选用。如用于直接灸，必须用极细的艾绒搓成麦粒大的圆锥体，直接放在穴位上燃烧；用于间接灸，可用较粗的艾绒做成蚕豆大或黄豆大的艾炷。

四、艾条

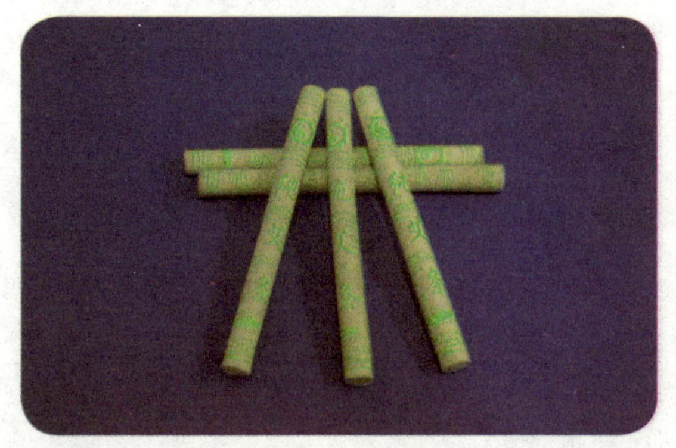

艾条是将艾绒用纸卷成条状。艾条的制作和应用都比艾炷方便，为了适应不同部位的灸治，艾条可用多种不同规格。目前多用的是成品艾条，其规格一般长20厘米，直径1.5厘米，可以燃烧约1小时。

临床上使用的单纯艾条在制作时也要用存放多年的陈艾，因为陈艾容易捣成细绒。取大约24克纯净细软的艾绒，平铺在30厘米长、20厘米宽的薄软、柔韧的桑皮纸或绵纸上，用手搓卷成直径约1.5厘米的圆柱体。圆柱体外再用薄软纸包一两圈，用蛋清或糨糊封口即成艾条，阴干或晒干备用。艾条卷制松紧要适中，太紧不易燃烧，太松则施灸时容易掉火星，不宜使用。

艾灸的取穴方法

艾灸的基础是经络和腧穴理论。经络，是经脉和络脉的统称。经犹如直行的径路，是经络系统的主干；络则有网络的含义，是经脉的细小分支。经络内属腑脏，外络肢节，行气血，通阴阳，沟通表里内外，网络周布全身，把人体各个部分联结成一个统一的整体，以保持其机能活动的协调和平衡。通过经络的功能活动可调节肺、脾、肾之气，发挥对免疫功能的调节作用。经络把人体各个部分联结成一个统一的整体，艾灸经络穴位有助于提高身体免疫力。

早在《黄帝内经》中就已经形成了完整的经络系统，即有十二经脉、十五络脉、十二经筋、十二经别，以及与经脉系统相关的标本、根结、气街、四海等，并对腧穴、针灸方法、针刺适应证和禁忌证等也做了详细的论述。晋代医学家皇甫谧进一步发展了脏腑经络学说，编写了《针灸甲乙经》。唐宋以后，随着经济文化的繁荣昌盛，医学也有了很大的发展，出现了大量的医学著作，是后世学习中医的重要资料。

艾灸治病是通过在腧穴上施灸实现的，取穴的准确与否，直接关系着治病疗效。因此，必须掌握取穴的基本方法，才能准确取穴，提高疗效。

常用的取穴方法一般可分为体表标志法、手指比量法、骨度分寸法、简便取穴法等。

一、体表标志法

以体表某些标志，如五官、毛发、指甲、乳头、肚脐或关节、肌肉等活动时产生的孔隙、凹陷等作为依据，去找所要取的穴位，这样的取穴方法就是体表标志法。通常比较多用此法取的穴位有：印堂，即两眉中间；膻中，即两乳头水平连线中点；中脘，剑突与脐连线中点等。背部则可以脊椎棘突和肋骨等为标志，如第7颈椎和第1胸椎之间取大椎。四肢以关节为标志，

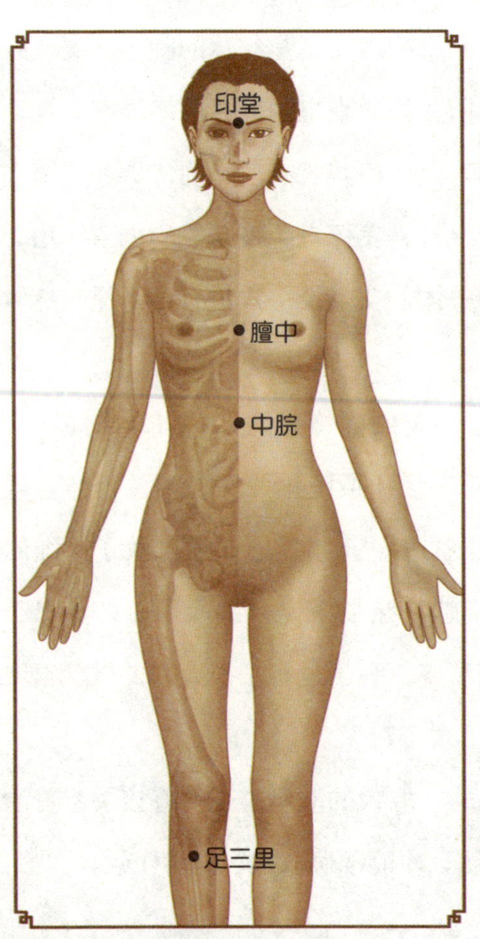

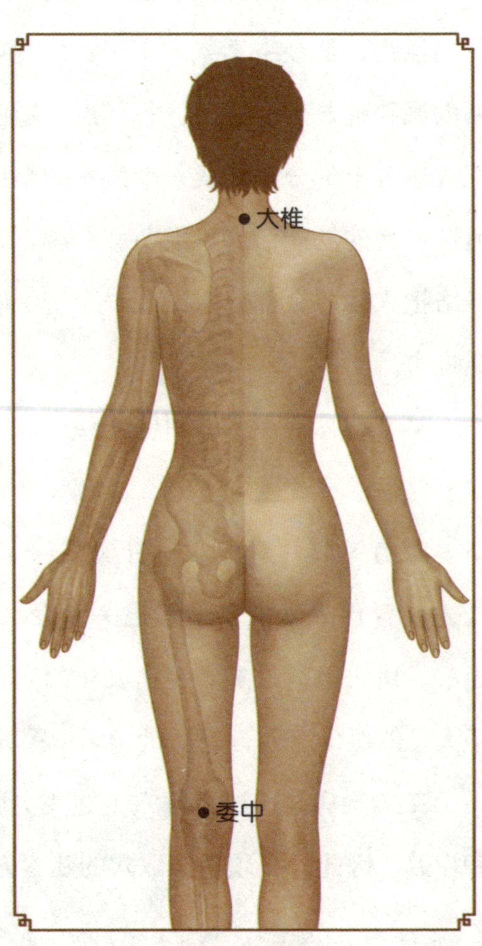

如阳陵泉在腓骨小头前下方；膝盖骨下方凹陷处下四横指，就是足三里；屈腿时，膝关节后侧也就是腘窝的位置出现横纹，而横纹的中点处即是委中。

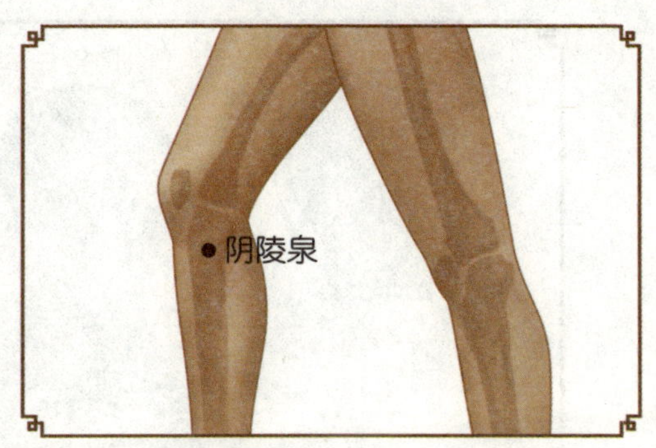

二、手指比量法

手指比量法是以患者的手指为标准度量取穴的方法，又称手指同身寸取穴法。这是一种在部分折寸的基础上使用的一种简便取穴法。常用的有拇指横寸法、中指同身寸法、四指横寸法。

拇指横寸法是将患者拇指指间关节的宽度作为1寸，此法亦适用于四肢部的直寸取穴。

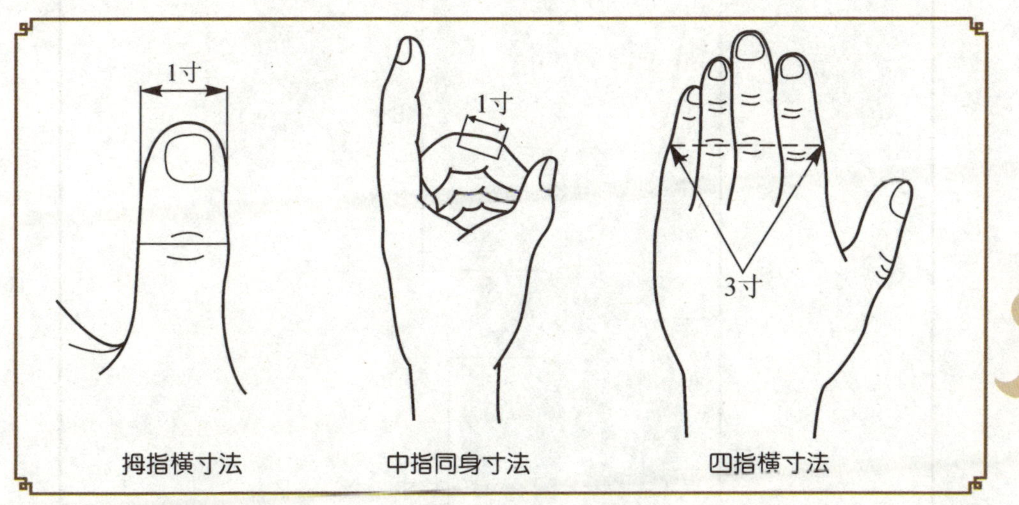

三、骨度分寸法

骨度分寸法是以骨节为主要标志测量周身各部的大小、长短，并依其尺

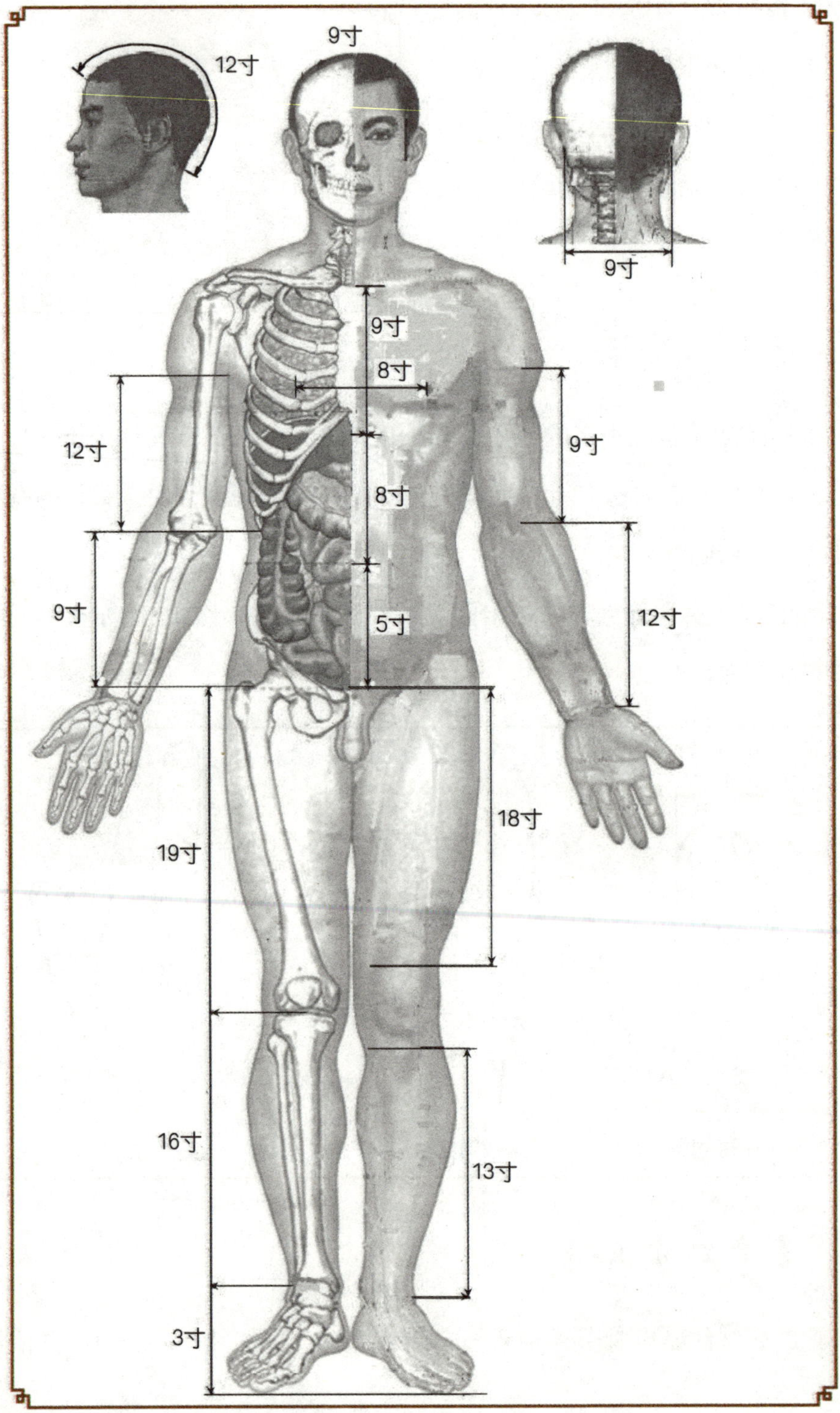

12寸
9寸
9寸
9寸
8寸
12寸
9寸
8寸
9寸
12寸
5寸
18寸
19寸
16寸
13寸
3寸

寸按比例折算作为定穴的标准。这种分部折寸的尺度一般应以患者本人的身材为依据，不论男女、老少、高矮、胖瘦均可以此为标准来测定腧穴。

中指同身寸法是以患者的中指中节屈曲时，手指内侧两端横纹头之间的距离看作1寸，可用于四肢部取穴的直寸和背部取穴的横寸。

四指横寸法又称一夫法，是将示指、中指、无名指和小指并拢时，以中指近端指间关节横纹水平的四指宽度作为3寸，此法主要用于量下肢、下腹部和背部的横寸。

四、简便取穴法

简便取穴法是临床上常用的一种简便易行的取穴方法，如两耳尖直上连线的中点是百会；两手虎口交叉，一手示指压在另一手的桡骨茎突上，示指尖所至凹陷处就是列缺；垂手而立，于大腿外侧中指指尖达到处就是风市；肘关节弯曲成直角，肘关节外侧横纹旁就是曲池；握拳时，中指指尖触碰的地方就是劳宫等。

艾灸的操作方法

艾灸疗法是点燃艾条、艾炷，直接或间接作用于穴位以达到治疗和保健目的的一种疗法。艾灸分艾条灸和艾炷灸。

一、艾条灸

艾条灸又名艾卷灸，是用点燃的艾条在腧穴部位或患位进行熏灼的一种灸治方法。艾条灸有温和灸、雀啄灸、回旋灸、实按灸、温针灸、温筒灸等多种操作方法。

1.温和灸

温和灸是最常用的灸法。即将艾条的一端点燃悬于施灸部位，大约3厘米高度，固定不移，使患者局部有温热感而无灼痛感。一般每处灸5～10分钟，灸至皮肤稍起红晕为度。

施灸时，施灸者可将自己左手的示、中两指，置于施灸部位两侧，右手持艾条，通过左手手指的感觉来测知患者局部的受热程度，以便随时调节施灸距离，掌握施灸时间，防止烫伤。每穴灸10～15分钟，以皮肤出现红晕为度。对昏迷或局部知觉减退者及婴幼儿施灸时，需随时注意局部温热程度，防止灼伤。目前，医疗器械中有各种灸疗架，可将艾条插在上面，以方便固定施灸。温和灸的特点是，温度较恒定和持续，有温经通络、散寒祛邪、活血化瘀、软坚散结等功效，多用于病痛局部和慢性病症的治疗。

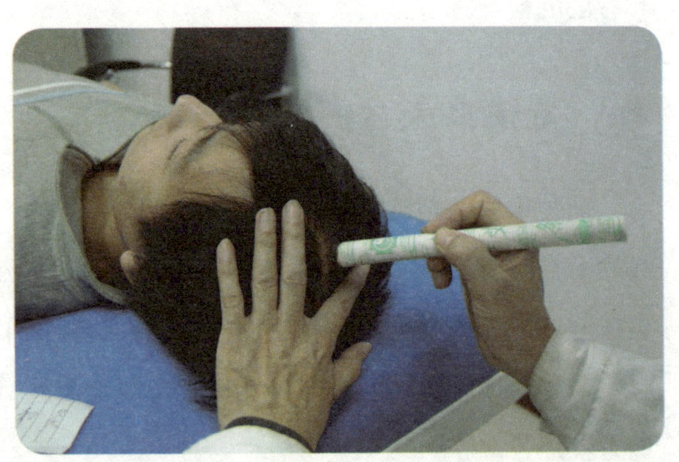

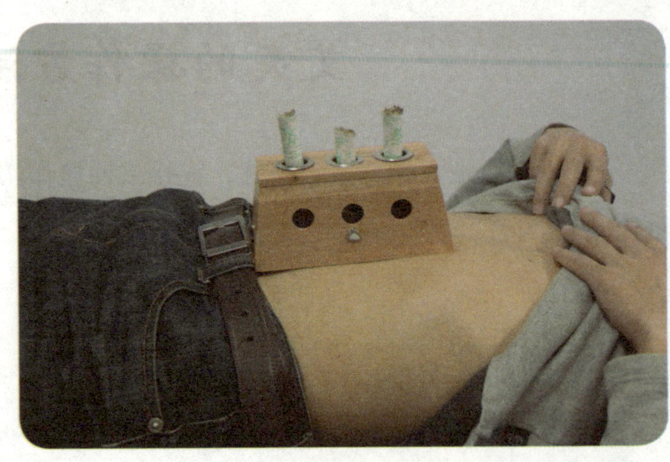

2. 雀啄灸

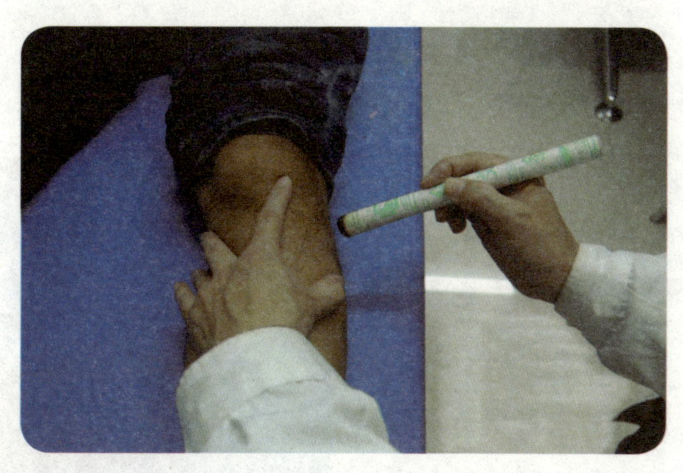

雀啄灸是指将艾条燃端悬于施灸部位约3厘米的高度，将艾条像鸟雀啄食一样上下移动，使艾条与施灸部位不固定在一定的距离，如此忽近忽远地施灸。当温度达到人体有灼痛感时，将艾条燃端调到只有热感而无灼痛感的距离，待灼痛消失后再将艾条燃端移近，如此反复操作15～20分钟。因本法施灸时热力较强，故应注意避免烫伤皮肤。这种灸法的特点是热感较强，常用来治疗一些急性病，如神志障碍，在救治晕厥时经常使用。

3. 回旋灸

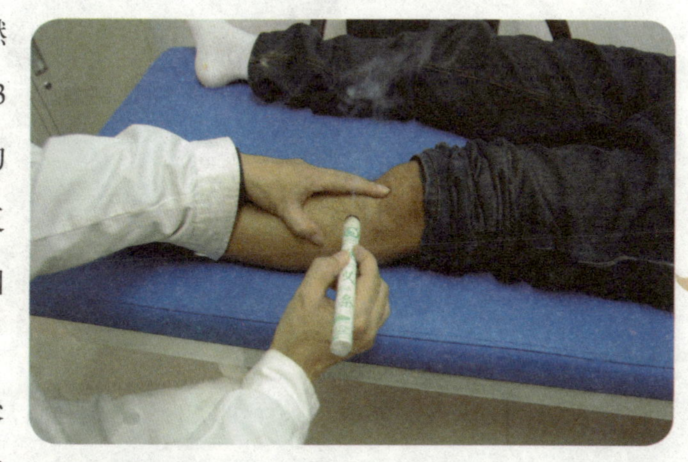

回旋灸是指将点燃的艾条悬于施灸部位约3厘米的高度，然后均匀地向左右方向移动或反复旋转施灸，移动范围以穴位或痛点为中心，直径3厘米左右。一次灸15～30分钟，以局部皮肤出现温热红晕为度。这种灸法的特点是，施灸温度呈渐凉渐温互相转化，除对局部病痛的气血阻滞有消散作用外，还能对经络气血的运行起到促进作用。此法主要适用于治疗病变面积较大的风湿痹痛、软组织损伤及皮肤病等。

4.实按灸

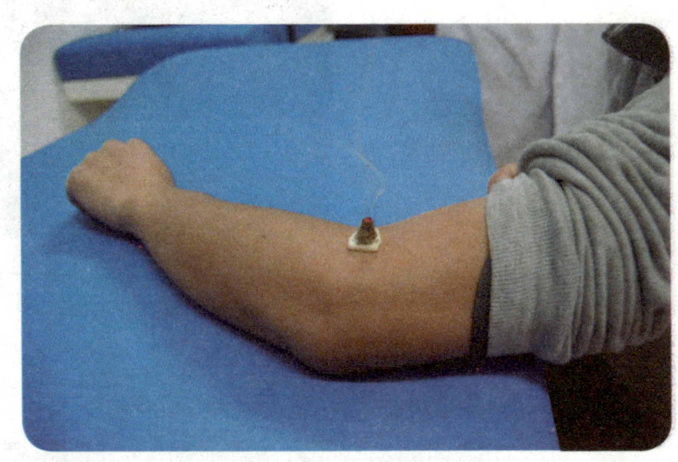

实按灸是指将艾条燃端隔布或绵纸数层，紧按在穴位上施灸，使热气透入皮肉，待火灭热减后，再重新点火按灸，每穴可按灸几次至几十次。实按灸常用于风湿痹症。

5.温针灸

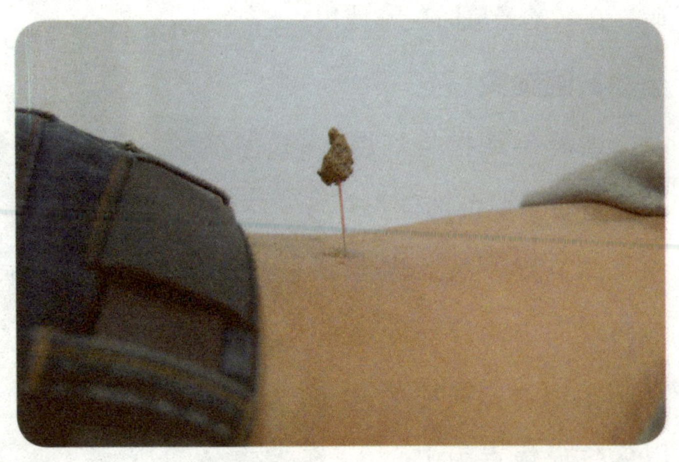

温针灸是针刺与艾灸结合应用的一种方法，使热力通过针身传入体内，适用于既需要留针而又适宜用艾灸的病症。操作时，将针刺入腧穴得气后，给予适当补泻手法而留针，将毫针固定在适当的深度，然后将纯净细软的艾绒捏在针尾上，或将一段长约2厘米的艾条插在针柄上，点燃施灸。待艾绒或艾条烧完后，除去灰烬，取出针。

6.温筒灸

温筒灸所用的是特制的筒状金属灸具，温筒灸器品种、样式较多，一般都是用金属制成的，由内、外两个筒组成。外筒上装有一个把手，筒壁四周有许多散热小孔。内筒套在外筒里面，体积较小。先将艾绒和药物粉末放入小筒内燃着并将盖子扣好，然后放置施灸部位进行熨灸，直到所灸部位的皮肤红晕为度。一般灸15～30分钟。

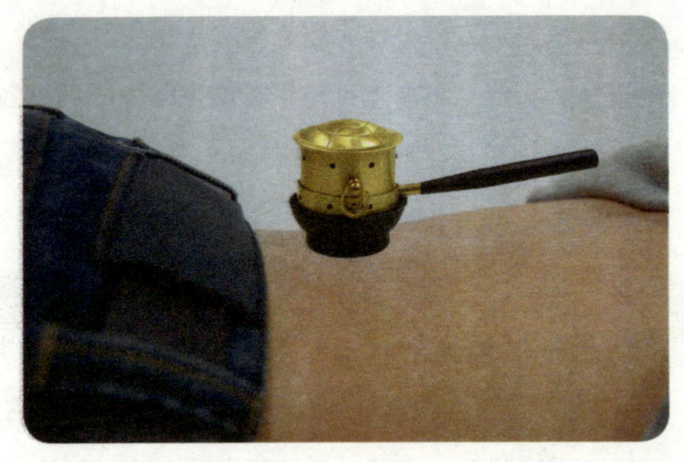

这种灸具的底部有的是平面，有的是尖的。平面式灸筒适合于较大面积的灸治，圆锥式灸筒适合较小面积的点灸。温筒灸适于治疗虚寒性腰痛、腹痛、关节痛等症。

二、艾炷灸

艾炷灸是指将艾绒捏成圆锥形，置于腧穴部位或患处，点燃施灸的一种灸治方法。灸治时每燃完一个艾炷，称为一壮。艾炷灸又分直接灸与间接灸两类。

1.直接灸

将大小适宜的艾炷，直接放在腧穴上施灸，称为直接灸。若施灸时需将皮肤灸灼化脓，愈后留有瘢痕者，称为瘢痕灸。若不使皮肤灸灼化脓，不留瘢痕者，称为无瘢痕灸。

（1）瘢痕灸，又名化脓灸，施灸时先将所灸腧穴部位，涂以少量的大蒜汁，以增加黏附和刺激作用，然后放置艾炷施灸。每个艾炷需燃尽自熄

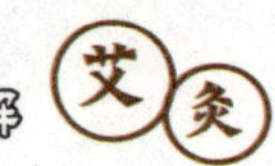

后除去灰烬，方可另换艾炷施灸，一般灸5～10壮。在灸治过程中，由于灸灼皮肤，会产生剧痛，可用手在施灸部位的周围轻轻拍打缓解。灸后1周左右，施灸部位会化脓，5～6周灸疮自行痊愈，结痂脱落而留下瘢痕。瘢痕灸需有经验的医生操作，切不可自行操作。常用于治疗哮喘、肺结核等慢性疾病。

（2）无瘢痕灸时，先在所灸腧穴部位涂以少量凡士林以增加黏附作用，再放上艾炷并点燃，当灸炷所剩不多，患者感到微有灼痛时，即更换艾炷再灸。一般灸3～5壮，至局部皮肤红晕而不起疱为度。本法灸后不化脓，不留瘢痕，患者易于接受，应用广泛。一般虚寒性疾患均可用此法。

2.间接灸

间接灸，即艾炷不直接放在皮肤上，而用不同的药物隔开，由于所用药物不同，名称也不相同，如以生姜片间隔者称隔姜灸，以食盐间隔者称隔盐灸。

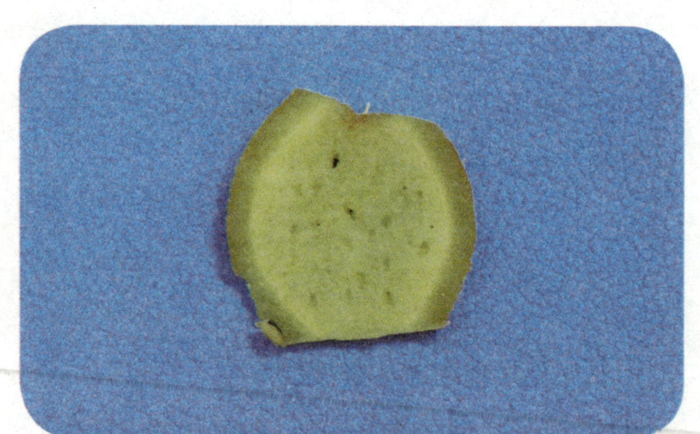

（1）隔姜灸，是指将鲜姜切成直径2～3厘米、厚0.2～0.3厘米的薄片，中间以针刺数孔，然后将姜片置于应灸的腧穴部位或患处，再将艾炷放在姜片上点

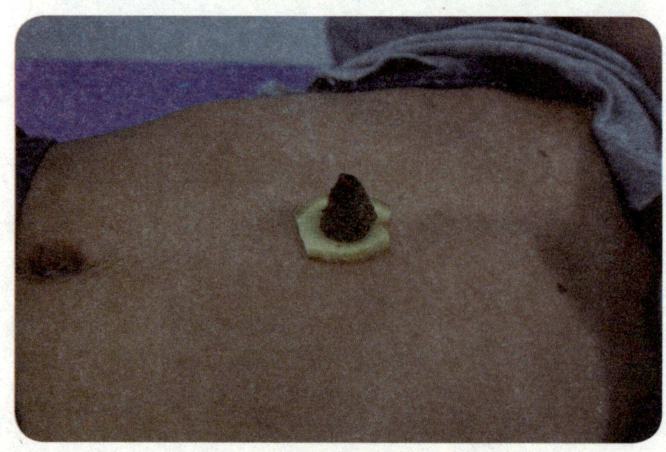

燃施灸。当艾炷燃尽，再易炷施灸。灸完所规定的壮数，以使皮肤红润而不起疱为度。常用于因寒而致的呕吐、腹痛、腹泻及风寒痹痛等。

（2）隔蒜灸，是指将鲜大蒜头切成厚0.2～0.3厘米的薄片，中间以针刺数孔，然后置于应灸腧穴或患处，再将艾炷放在蒜片上，点燃施灸。待艾炷燃尽，易炷再灸，直至灸完规定的壮数。此法多用于治疗瘰疬、肺结核及初起的肿疡等。

（3）隔盐灸，是指用纯净的食盐填敷于脐部，或于盐上再置一薄姜片，上置大艾炷施灸。多用于治疗伤寒阴证或吐泻并作、中风脱证等。

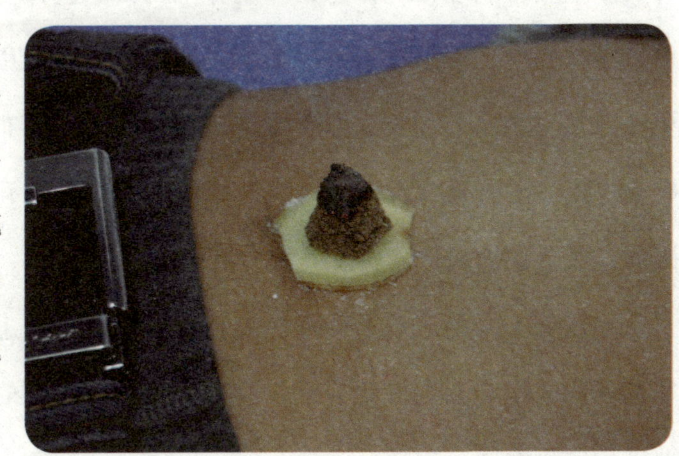

（4）隔附子饼灸，是指将附子研成粉末，用酒调和成泥，做成直径约3厘米、厚约0.8厘米的附子饼，待饼稍干后，中间以针刺数孔，放在应灸腧穴或患处，上面再放艾炷施灸，直到灸完所规定壮数为止。多用于治疗命门火衰而致的阳痿、早泄或疮疡久溃不敛等。

艾灸保健的特点

艾灸借艾火的纯阳热力和药力给人体以温热性刺激，通过经络腧穴的传导，来调节脏腑的阴阳平衡，以达到治病防病、养生保健的目的。艾灸的作用主要有通经活络、行气活血、祛湿逐寒、消肿散结、回阳救逆、防病保健等。

艾灸具有效果明显、简便易行、经济实用的优点，基本无毒性和副作用，学会自我艾灸，可以强身健体，益寿延年。

艾灸难度不大，一看就懂，一学就会。艾灸以中医的脏腑、经络学说为理论基础，手持点燃的艾条，以温灸的方法作用于人体体表的特定部位以调节机体生理、病理状况，达到疗病养生的目的。作为一种物理疗法，艾灸简单易学，操作者不需要有很深的中医知识，更不使用专业的医疗器材，只需要熟悉常用的穴位和灸法即可操作。人体的穴位遍布全身，从头顶到脚尖都有治疗疾病的特效穴位。平时可选择好记又方便的几大养生穴位进行艾灸。比如：百会、神阙、合谷、关元、足三里等。

自我艾灸可治未病和治疗轻症、常见病，免去患者医院奔波之苦。只要掌握一些基本的艾灸保健方法，对日常生活中出现的小病小疾，大多数都能够进行自我治疗。

艾灸治病的原理

艾灸保健的原理是什么呢？传统中医和现代医学对艾灸都有自己的解释。

中医认为，艾性味苦、辛、温，入肝、脾、肾经，有温经止血、散寒止痛、祛风止痒之功，适用于虚寒腹痛、崩漏下血、月经不调、经行腹痛、带下病及皮肤湿疹瘙痒等，用艾制成各种艾条用以温灸，可使热气内达而温通气血，透达经络，治疗各种寒证。

艾灸可以刺激经脉腧穴，打通经络。艾灸人体腧穴时，人体经络腧穴有自我双向调节作用。如腹泻与便秘，完全相反的两种症状，可以只艾灸天枢一个穴位，即可解决便秘与腹泻两种问题。

艾灸后，经络腧穴会有如透热、扩热、传热、局部不热远部热、表面不热深部热等，或者产生其他非热感觉，施灸部位或远离施灸部位可产生酸、胀、压、重、痛、麻等感觉。

灸法能健脾益胃，固护后天。脾胃为水谷之海、后天之本，灸法对脾胃有着明显的强壮作用，《针灸资生经》说：“凡饮食不思，心腹膨胀，面色萎黄，世谓之脾胃病者，宜灸中脘。”在中脘施灸，可以温运脾阳，补中益气。例如，常灸足三里，不但能使消化系统功能旺盛，增加人体对营养物质的吸收，补充气血，濡养机体，还可起到防病、治病、抗衰老和延年益寿的功效。

艾灸还能通调气血，保健强身。气血运行循经脉流行，方可营运周身，濡养机体，正如《灵枢·本藏》说：“经脉者，所以行气血而营阴阳，濡筋骨，利关节者也。”灸法性温热，可温通经络，促进血液循环，调整脏腑功能，促进机体新陈代谢，增强机体抵御外邪、调和营卫，起到保健强身、防病治病的作用。现代研究证明，艾灸某些保健穴位，可以增加白细胞、红细胞的数量和提高吞噬细胞的功能，增强人体免疫力，提高健康水平。

艾灸还能培补元气，预防疾病。《扁鹊心书》说：“夫人之真元，乃一身之主宰，真气壮则人强，真气虚则人病，真气脱则人死，保命之法，艾灼第一。”艾为辛温之药，以火助之，两阳相得，可补阳壮阳，使人体真元充足，精力旺盛，则人体健壮，“正气存内，邪不可干”，从而发挥延年益寿、预防疾病的作用。

经过现代科学研究发现，艾灸可提高局部血流量，升高局部温度，缓解局部痉挛症状，能调理整体免疫功能、内分泌功能和自主神经功能，恢复失衡的机体。艾灸产生适当的热量，皮肤受热后毛孔扩张，使药物可以快速浸透到皮下，直达病灶。温度升高，也可以提高细胞吸收营养的能力和速度。艾草本身就是一种药材，含有多种药物成分及强烈的挥发性物质，燃烧时药力可透入人体或被吸入体内，起到温经通络、行气活血、祛湿散寒的作用。

艾灸治疗消化系统疾病的过程中，胃肠活动会发生变化。经研究，艾灸对人体内各种分泌腺均有一定的调整作用，如胃液分泌过多者，灸之可抑制胃液的分泌；而胃液少者，灸之可促使胃液分泌。

艾灸对人体的循环系统也有一定的影响。灸天突、百会，脑血流图的若干指标均有显著变化，表明艾灸可以起到扩张脑血管，改善脑血管弹性，增加脑血流量的作用。对于脑部血液循环不良的患者，通过艾灸可提高其记忆力，改善睡眠质量等。

艾灸的运用有讲究

艾灸的手法看似简单，实则有着丰富的内涵。艾灸的运用要根据患者实际情况，掌握适应证范围，寻求最佳的穴位组方，选用恰当的施灸方法，有效地控制灸量和灸感。

一、恰当选择施灸方法

艾灸方法很多，在实际应用时，必须针对不同情况，选用最佳的灸法。一是应因人而异，如老人、小儿尽量少用或不用艾炷灸。二是因部位而异，如面部，宜用艾条悬起灸或艾炷间接灸，而不能用直接灸等。三是因病而异，如采用瘢痕灸的方法，对防治慢性支气管炎和哮喘有良好的效果；采用隔姜灸治疗腹痛、腹泻、呕吐等，效果较好；糖尿病患者则禁用瘢痕灸，因该患者易出现严重的化脓感染，伤口不易愈合。总之，一定要因人因病选择合适的施灸方法。

艾灸取穴宜少，但应选择要穴。施灸顺序最好是：先灸上部，后灸下部；先灸背部，后灸胸腹部；先灸头身，后灸四肢；先灸阳经，后灸阴经。

此外，艾灸时会对机体产生一种动态的刺激，整个施灸过程最好连续、均衡，不能中断，才能有效治疗疾病。

二、掌握施灸剂量

艾灸的剂量取决于施灸的方式、灸炷的大小、壮数的多少、施灸时或施灸后刺激效应的时间等因素。掌握最佳灸量，有助于提高疗效，防止不良反应。艾灸剂量应当根据实际情况调整。

（1）不同的年龄、体质和性别的人，其阴阳气血的盛衰及对灸的耐受性不同。古有以年龄定灸量，称随年壮，即随年龄由小至大而递增壮数，以壮年为限度。此外，还要考虑体质情况，并据男女生理、病理之差异而定灸量大小。

（2）治疗痼疾、急症，一般灸量宜大。而老年或体弱之保健灸，灸量宜小，但须坚持日久。病在浅表，灸量可小；病在内则灸量宜大。痈疽阴疮虽发于体表，但病根在内，故灸量亦须大。

（3）所取穴位皮肉浅薄者宜以小灸量，皮肉厚实者宜以大灸量。如头颈、胸部、四肢末端等皮薄肉少、筋骨多的部位不宜多灸；在腰臀、肩背、腹部等肌肉丰厚的部位可适当多灸。

（4）北方冬季风寒凛冽，灸量宜大，方能祛寒通痹，助阳回厥；南方冬季气候相对温暖，灸量宜小。

（5）由灸炷大小定灸量。在施灸时，通过选择适当大小之艾炷以控制灸量。

（6）由患者感觉定灸量。患者感觉分两类：一类为施灸后的灼热感。根据不同病情，有的仅要求局部温热感，有的则要求有灸灼感，可按患者口述而加以控制。另一类为灸的传导感觉，如隔蒜灸中的铺灸治疗虚劳顽痹，须灸至患者自觉口鼻中有蒜味时停灸。

三、掌握灸感传导

灸感是指患者被施灸时自我感知的热、麻、沉、酸、胀、痛等经气反映的现象。灸感的发生是艾火的物理和艾的药理双重作用下，使体内的经气被艾火激发和推动，经气在运行的过程中与病灶的邪气相搏，致邪气外泻而引发的一系列灸感现象。如果灸法得当，酸、胀、重、麻等灸感可按照一定的路径传导，其方向直指病区。灸感所至处，多为病痛所在，古称“气至病所”。艾灸过程中，灸感大多是以患处中心最强烈。随着病情的好转，感应将逐步减弱或消失。艾灸治疗的后期，灸感可能会随着身体的好转而消失，也可能会全身周流，循经传导。

灸感的个体差异较大，没有一定规律，不同体质者会出现不同的灸感，艾灸时应细心体会。

总体而言，患者灸感以舒畅为佳。症状减轻、灸感逐渐消失时，可考虑停灸。

四、艾灸的补泻原则

艾灸的手法，是补是泻也是很有讲究的。艾灸的补泻对机体的影响是不同的，经现代科学研究，穴区的温度变化随施灸方法之不同而变化。古人早就认识到了这点，《针灸大成》对施灸的补泻方法做过详细的说明，指出："以火补者，毋吹其火，须待自灭，即按其穴；以火泻者，速吹其火，须其火灭，开其穴也。"

艾灸的补法是将艾点燃以后，不吹灭艾火，让它慢慢燃烧，徐徐自灭，这样灸的时间较长，火力较微而温和，使热缓慢地传入体内深层，施灸后要立即揉按施灸的穴位，其目的是使正气聚而不散，从而达到补其不足的目的。

艾灸的泻法是在艾点燃之后，不断地进行吹火，使火力加旺，以使艾火迅速燃烧，所产生的热能很快传入体内。在艾灸以后不去揉按施灸的部位，其目的是使机体内所藏之邪气能随艾火之热发散到体外，达到驱邪外出的目的。

如果是隔物灸，还要根据所隔物品的性味、功用等不同决定其补泻。选用偏重于泻的药物进行隔物灸，如甘遂饼、豆豉饼等，可起到泻的作用，多用于散泻毒邪；选择偏重于补的药物进行隔物灸，如生姜片、附子饼等，则起到补的作用，多用于补虚助阳。

艾灸的注意事项与禁忌

艾灸具有效果明显、简便易行、经济实用的优点，只要认真按照治疗原则和操作规程，对人体一般不会产生不良反应。灸法适用于很多疾病的治疗。古人认为，灸法可补针药之不足，凡针药无效时，改用灸法往往能收到较为满意的效果。艾灸对寒、热、虚、实诸证都可应用，不仅能治疗体表的病，也可治疗脏腑的病；既可治疗多种慢性病，又能救治一些急危重症；主要用于各种虚寒证的治疗，也可治疗某些实热证。其应用范围广，涉及临床各科。

在使用艾灸时需要注意的是，无论用于治疗何种疾病，医者都必须详察病情，细心诊断，根据患者的年龄和体质，选择合适的穴位和施灸方法，掌握运用适当的补泻手法和灸量，该灸则灸，以对症治疗为原则。

一、艾灸的注意事项

施灸时，操作者要专心致志，不要分散注意力，以免艾条移动，偏离穴位。要找准部位、穴位，以保证艾灸的效果。

被施灸者的体位一方面要适合艾灸的需要，另一方面要使体位舒适、轻松。

对于需要治未病、养生保健的人来说，要长期坚持艾灸，偶尔灸效果不大。

有些病必须注意施灸时间，如失眠症患者要在临睡前施灸。

艾灸时要循序渐进，初次使用艾炷灸法要注意掌握好剂量，先小剂量，如用小艾炷，可灸得时间短一些，壮数少一些，以后再加大剂量，不要一开始就大剂量进行。

艾灸要注意观察患者的感受，防止皮肤溃破感染。对于皮肤感觉迟钝者或幼儿，施灸者用自己左手的示指和中指置于施灸部位两侧，以感知施灸部位的温度，做到既不致烫伤患者皮肤，又能收到较好的效果。

化脓灸或因施灸不当，局部烫伤可能产生灸疮，一定不要把疮弄破，如果已经破溃感染，要及时消毒处理。

因施灸时要暴露患者部分体表部位，在冬季要对其保暖，在夏天高温时要防其中暑，可注意室内温度的调节和空气的流通。

施灸时还要注意防止艾绒落火，尤其是用艾炷灸时更要小心，以防艾炷翻滚脱落，要注意避免燃烧的火灰掉落在皮肤上而导致烫伤。用艾条灸治结束后，要保证艾条完全熄灭。可以将燃烧的艾条放入一个密闭的容器里，焖一会儿后，燃烧的艾条由于没有了空气就会自动熄灭；或将燃烧的艾条蘸一下水，要把点燃端都放到水里蘸湿，但是别让艾条浸湿太多，然后让熄灭的艾条自然晾干或是在太阳下晒干，还可以再次使用。

患者艾灸后，不要用冷水洗手或洗澡。艾灸后要喝一些温开水，不可喝冷水或冰水。

二、艾灸的禁忌

施灸除了因症候的不同而有禁忌外，从施灸部位来讲，很多部位也不能考虑施灸。头部不宜多灸，因为头为诸阳之会、百脉之宗，如果不明察病机而妄用灸法，以火助阳，难免会出现头晕脑涨、目视昏花等不良反应。颜面五官处不宜用灸，尤其不能用直接灸法，避免留有灸痕，妨碍美观。如果非灸不可，应使用极小的艾炷或用艾条温灸。心脏、动脉血管及大静脉处不宜用灸，防止损伤血管，造成气血瘀滞的现象。关节活动处不宜用瘢痕灸，防止化脓、溃烂，不易愈合。妊娠期女性的腰骶、下腹部，以及有明显催产作用的穴位也不可用灸，防止热盛胎动。乳头、阴部、睾丸等部位最敏感，也不能用灸。不要在任何皮肤感染、溃烂的地方施灸，尤其是肿瘤部位，更不能施灸。

此外，患者处于有些状态下是不适合施灸的，如极度疲劳、过饥、过饱、酒醉、大汗淋漓、情绪不稳或女性经期禁止施灸。患有某些传染病、高热、昏迷或身体极度衰竭、形瘦骨立等情况下也不能施灸。对于昏迷、局部知觉迟钝或知觉消失的患者，注意勿灸过量，避免灼伤，引起不良后果。无自制能力者、精神病患者等更不应施灸。近年来，还发现少数患者对艾叶过敏，这时应采用其他疗法。

三、艾灸治疗时的饮食禁忌

艾灸治疗过程中，患者禁食一切生冷、不易消化的食物。多数患者艾灸后会胃口大开，这时，患者及其家属都希望其多进食，多吃些高营养的食物，但实际上这正是犯了灸后的大忌。尤其是患有各种慢性炎症的患者，治疗期间一定要坚持清淡饮食，每餐以六七成饱为度，也可以少吃多餐。

此外，瘢痕灸后，在化脓期或灸后起疱破溃期，均应忌酒、鱼腥及其他刺激性食物，因为这些食物能助湿化热、生痰助风，并可刺激皮肤产生不良反应，从而使创面不易收敛或愈合。

艾灸时发生意外不要慌

灸法是一种安全有效的非药物疗法，相较于针刺疗法更为安全。但是，灸法如应用不当，也可能发生意外事故。总体来说，灸法意外有晕灸、起水疱、艾灸过敏等。

一、晕灸

晕灸并不常见，且多为轻症，表现大致与晕针类似。晕灸其实是一种血管抑制性晕厥，体质原因为最主要的诱因之一。体质虚弱，精神过于紧张、饥饿、疲劳，特别是过敏体质容易晕灸。穴位刺激过强，也可致晕灸。正坐位或直立施灸时易发生晕灸。环境和气候因素也可促使晕灸，如气压低、天气闷热、空气混浊等。

晕灸时，会出现各种不适感，如眼花、耳鸣、心悸、面色苍白、出冷汗、打呵欠等，还见头晕胸闷、恶心欲呕、肢体发软发凉、摇晃不稳，甚至瞬间意识丧失、昏扑在地、唇甲青紫、大汗淋漓、面色灰白、双眼上翻等。在施灸过程中，施灸者一旦发现患者有先兆晕灸症状，应立即停止艾灸，开窗通气，并抬高患者双腿，放低头部，静卧片刻，稍后喝适量温开水。重度晕灸应立即送医院救治。

预防晕灸，要从心理和生理两方面进行防范。一是施灸前，患者心理上要放松、安静，必要时转移注意力，促进局部组织放松。二是灸前1～2小时宜适当进食，不宜饥饿或过饱，疲劳者应先休息片刻。

二、起水疱

非瘢痕时，灸灼过度可能会出现水疱，这时要做一些防止感染的处理。如果水疱不大，可用消毒药水擦涂，并注意不要抓破，一般数日后即可吸收自愈。如水疱过大，宜用消毒针具，引出水疱内液，外用消毒敷料保护，也可在数日内痊愈。

三、艾灸过敏

艾灸过敏常见的是体质原因，患者本身具有过敏体质，多有哮喘、荨麻疹史或对多种药物、花粉有过敏史。此外，艾叶中含有某些致敏物质，少数人对此过敏。艾灸过敏以过敏性皮疹最为常见，穴位周围区域出现红色小疹，往往浑身发热，瘙痒难忍，重者可伴有胸闷、呼吸困难，甚至面色苍白、大汗淋漓。

艾灸过程中，患者如出现过敏反应先兆时，应立即停止艾灸疗法。有局部或全身过敏性皮疹者，一般于停止艾灸后5日内自然消退，在此期间，患者宜多饮水，禁食辛辣刺激食物。如兼发热、奇痒、口干、烦躁不安等症状时，可寻求医生帮助，在医生指导下进行治疗。

艾灸补益，未病先防

补益阳气，让气血充实

气血两虚者，通常会感觉疲乏，自汗，头晕目眩，心悸气短，面色萎黄或苍白，食欲不振，手脚冰凉，周身不适等，严重时神志不清、脉搏微弱。气虚严重者可表现为气陷，出现腹部坠胀感或腰酸、腰痛，同时伴有脱肛、子宫下垂或其他内脏下垂等。

◎ 艾灸方法

取穴肝俞、脾俞、肾俞、神阙。

采用温和灸。将艾条点燃端对准穴位，距皮肤2～3厘米处施灸，每穴灸10～15分钟。每日1次，10日为1个疗程。1个疗程改善后，休息3～5日，可以继续下一个疗程。

气血两虚者通常身体比较虚弱，不宜艾灸时间过长，如有不良反应可适当减少艾灸时间或次数。

◎ 预防方法

◆气血两虚者可多吃一些益气补血的食物。益气的食物有小米、山药、燕麦、大枣、胡萝卜、香菇、豆腐、鲢鱼等。补血的食物有桑葚、黑木耳、菠菜、荔枝、松子、羊肉、牛肝、甲鱼、海参等。

◆气血两虚者，不适合大补气血，平时应谨慎食用大补的保健品。

◎ 易患人群

◆饮食、生活不规律者。

◆身体瘦弱，消化功能不好者。

◆经常失眠者。

◆经常劳心费神、心情不畅者。

◎ 主治穴位

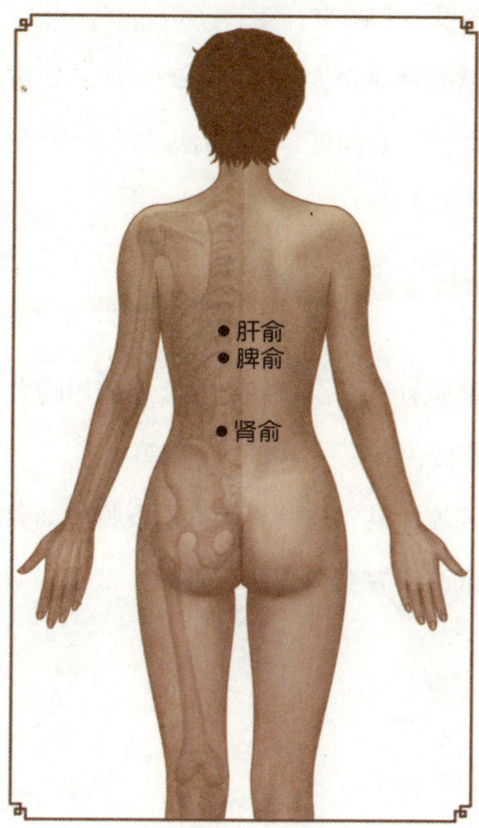

肝俞

在第九胸椎棘突下，旁开1.5寸处。

脾俞

在第十一胸椎棘突下，旁开1.5寸处。

肾俞

在第二腰椎棘突下，旁开1.5寸处。

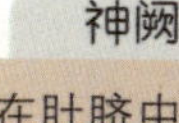

神阙

在肚脐中央。

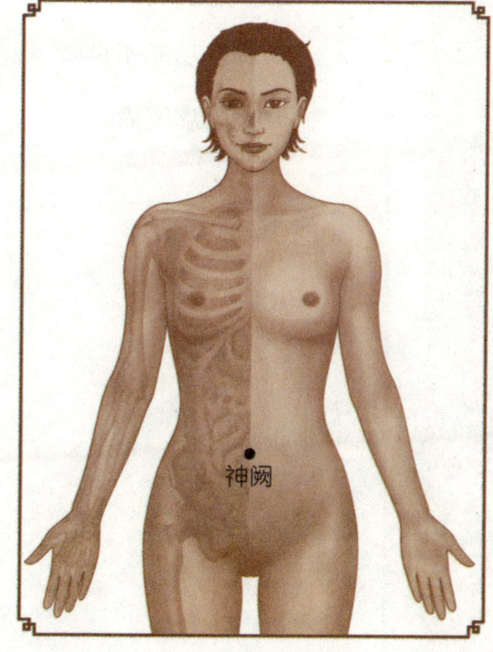

◎ 艾灸方法

取穴关元、腰阳关、足三里、三阴交。

采用温和灸。将艾条点燃端对准穴位，距皮肤2～3厘米处施灸，每穴灸20分钟左右，以皮肤红晕为度，每日1次，10次为1个疗程。

女性伴有月经不调的，可以配合在三阴交进行艾灸。

◎ 预防方法

◆脾胃虚寒者宜食具有健脾补气、温暖肠胃及祛寒作用的食物，如羊肉、鸡肉、牛肚、荔枝、芥菜、生姜、红糖等。

◆脾胃虚寒者忌食性质寒凉、易损伤脾胃阳气的食物，如荞麦、绿豆、豆腐、菠菜、黑木耳、芹菜、茭白、香蕉、枇杷、梨等。

◎ 易患人群

◆肠胃功能不良者。

◆体内虚寒者。

◎ 主治穴位

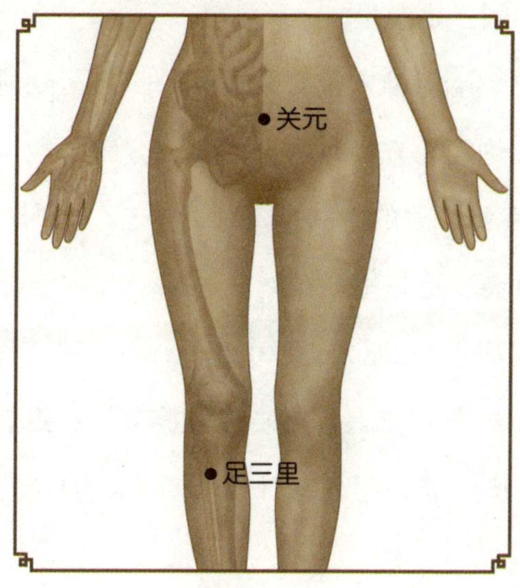

关元

在下腹部，前正中线上，脐下3寸处。

足三里

在小腿前外侧，犊鼻下3寸，距胫骨前缘一横指处。

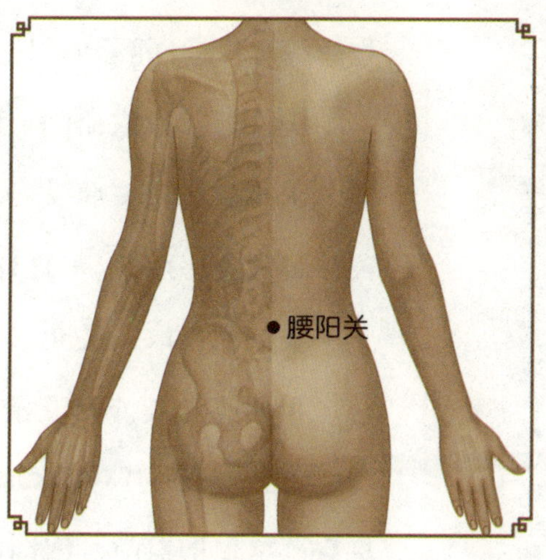

腰阳关

后正中线上，第四腰椎棘突下凹陷中。

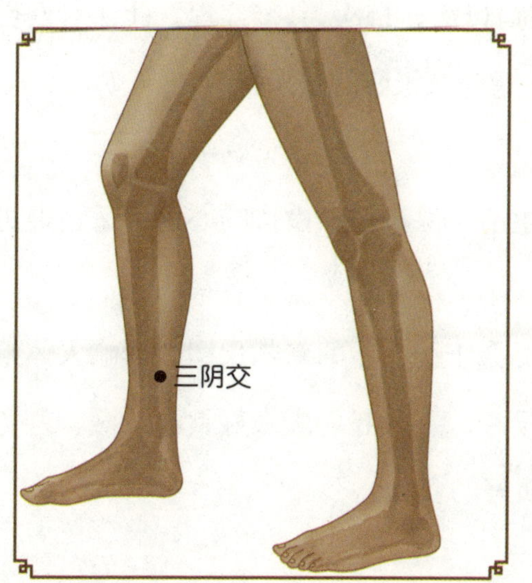

三阴交

在小腿内侧，足内踝尖上3寸，胫骨内侧缘后方。

抗衰老，让你健康长寿

人体衰老过程中的生理变化主要体现在机体组织细胞和构成物质的丧失，机体代谢率的减缓，机体器官功能减退。衰老是不可避免的，但延缓衰老却是可能的。

◎ 艾灸方法

灸法一：取穴关元、神阙、足三里。

采用温和灸。将艾条点燃端对准穴位，距皮肤2～3厘米处施灸，以患者局部有温热而无灼痛为宜，每穴灸10～15分钟，灸至皮肤红晕为度。每日1次，在每个月的月初连灸7次。

灸法二：取穴关元、气海、足三里、神阙。

采用隔姜灸。将鲜姜切成直径2厘米、厚0.3厘米的姜片，用粗针在其中央扎数个小孔，放置穴位上，在姜片上放艾炷，点燃施灸。每穴灸5壮，灸至皮肤红晕为度。每日1次，10次为1个疗程，每个疗程间隔3～5日。

灸法三：取穴命门、肾俞、志室、承山。

采用温和灸。将艾条点燃端对准穴位，距皮肤2～3厘米处施灸，每穴灸5分钟，每日1次，10次为1个疗程。

灸法四：取穴关元、气海、三阴交、足三里。

采用温和灸。将艾条点燃端对准穴位，距皮肤2～3厘米处施灸，每穴灸10～15分钟，每日1次，15次为1个疗程。此法对女性早衰、更年期提前、精神焦虑等有很好的效果。

◎ 预防方法

◆我们要科学合理地生活，保持轻松愉快的心情，适当地进行文娱活动等。

◆变质食品、腌制食品会干扰人体的新陈代谢，影响人体组织的正常功能，使人容易早衰。平时我们应做好食品贮藏，避免变质，尽量吃新鲜的、品质好的食物。

◎ 主治穴位

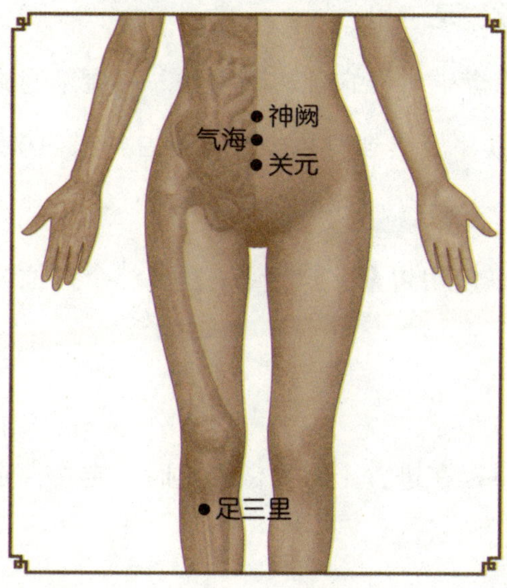

神阙

在肚脐中央。

气海

在下腹部，前正中线上，脐下1.5寸处。

关元

在下腹部，前正中线上，脐下3寸处。

足三里

在小腿前外侧，犊鼻下3寸，距胫骨前缘一横指处。

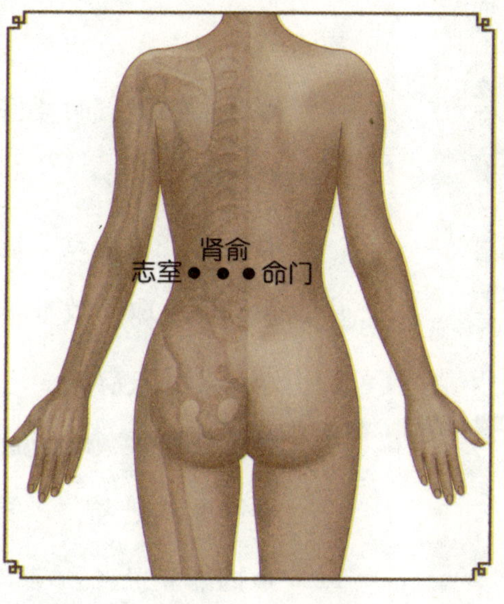

命门

第二腰椎棘突下凹陷中。

肾俞

在第二腰椎棘突下，旁开1.5寸处。

志室

在第二腰椎棘突下，旁开3寸处。

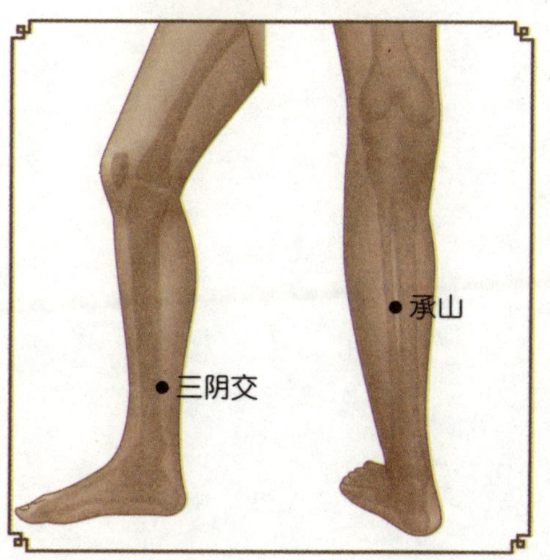

三阴交

在小腿内侧，足内踝尖上3寸，胫骨内侧缘后方。

承山

在小腿后面正中，当伸直小腿或足跟上提时腓肠肌肌腹下出现尖角凹陷处。

增强食欲，提高抵抗力

食欲不振，或进食过少，会影响营养物质的吸收，则身体虚弱，抗病能力下降，所以增强食欲很重要。如果单纯补充营养品，不解决食欲的问题，则是治标不治本的办法。用艾灸可以较好地解决这个问题。

◎ 艾灸方法

取穴章门、梁门、中脘、足三里。

采用温和灸。将艾条点燃端对准穴位，距皮肤2～3厘米处施灸，每穴灸10～15分钟，以局部感到温热为度。每日1次，10次为1个疗程。每个疗程间隔2～3日。

治疗一段时间后，可以换用胃俞、脾俞、三阴交3个穴位为一组，如上法进行艾灸。

◎ 预防方法

◆我们的生活要有规律，在进食上必须做到定时、定量、定质。

◆我们在就餐时要保持愉快、舒畅的心情，有益于人体对食物的消化吸收。

◆生命在于运动，运动有助于食物的消化、吸收。日常生活中，我们可采取如散步、慢跑、气功等运动方式。

◎ 易患人群

◆工作繁忙，吃饭时间少的上班族。

◆过度减肥者。

◆抑郁症患者。

◎ 主治穴位

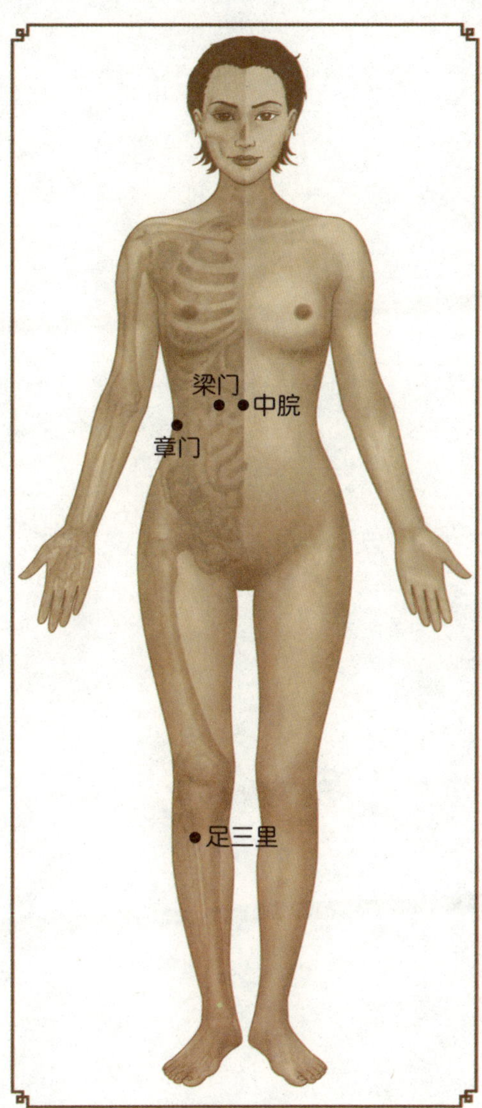

梁门

在上腹部，脐上4寸，前正中线旁开2寸处。

中脘

在上腹部，前正中线上，脐上4寸处。

章门

在第十一肋游离端下方。

足三里

在小腿前外侧，犊鼻下3寸，距胫骨前缘一横指处。

三阴交

在小腿内侧，足内踝尖上3寸，胫骨内侧缘后方。

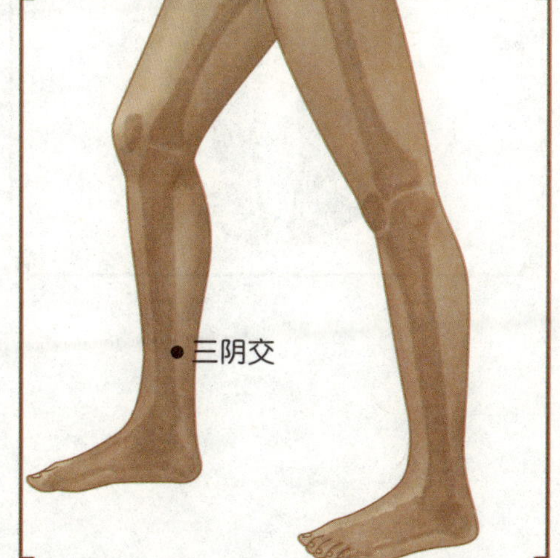

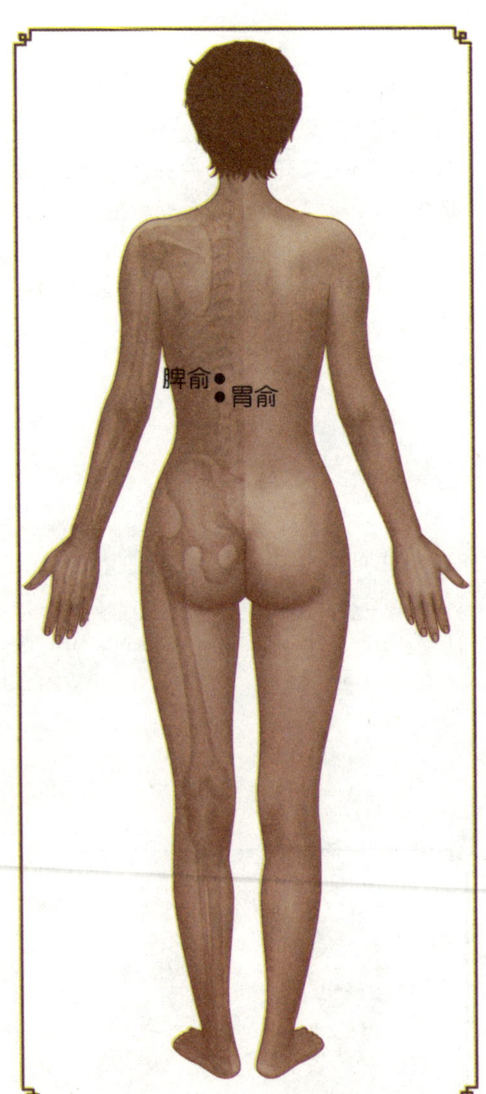

脾俞

在第十一胸椎棘突下，旁开1.5寸处。

胃俞

在第十二胸椎棘突下，旁开1.5寸处。

疾病的艾灸治疗

感冒

感冒是一种最常见的呼吸系统疾病。一年四季皆可发病，尤其以冬、春两季为多，是临床常见的多发病。

◎ 症状表现

以头痛、鼻塞、恶风等症状表现的为伤风感冒；以恶寒发热、无汗、头痛、身痛等症状表现的为风寒感冒；以发热或恶风寒、头痛目胀等症状表现的为风热感冒；若挟时疫之邪且有传染性为流行性感冒。

◎ 艾灸方法

灸法一：取穴大椎、肺俞、风门、足三里。

采用温和灸。将艾条点燃端对准穴位，距皮肤2～3厘米处施灸，每穴灸5～10分钟。每日1次，5次为1个疗程。

此外，根据症状不同可配合其他穴位，鼻塞加灸印堂；发热加灸曲池；头痛加灸太阳、印堂；咳嗽加灸天突。

灸法二：取穴风门、肺俞、定喘。

采用隔姜灸。将鲜姜切成直径2厘米、厚0.3厘米的姜片，用粗针在其中央扎数个小孔，放置穴位上，在姜片上放艾炷，点燃施灸。每穴灸3壮，灸至皮肤红晕而不起疱为度。每日1次，灸至病愈。

◎ 预防方法

◆注意清洁，经常洗手。

◆坚持进行适量的有氧运动，增强机体的免疫力。但如果已经患上感冒，则应停止锻炼，静养休息。

◆多喝水，多吃含有丰富维生素的水果、蔬菜等。

◆每晚睡前用热水泡脚。保证充足的睡眠。

◆人多的封闭空间不宜久留。

◎ 易患人群

◆自身抵抗力较差者。

◆长期偏食者。

◆冠心病、肝病、肾病等慢性病患者。

◎ 主治穴位

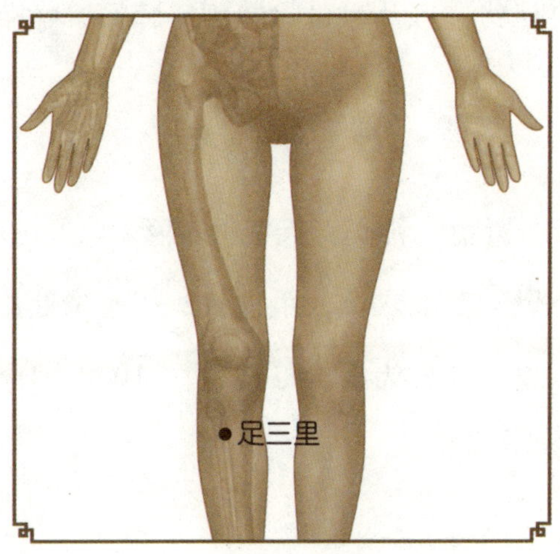

足三里

在小腿前外侧，犊鼻下3寸，距胫骨前缘一横指处。

定喘

在第七颈椎棘突下（大椎），旁开0.5寸处。

大椎

后正中线上，在第七颈椎棘突下凹陷中。

风门

在第二胸椎棘突下，旁开1.5寸处。

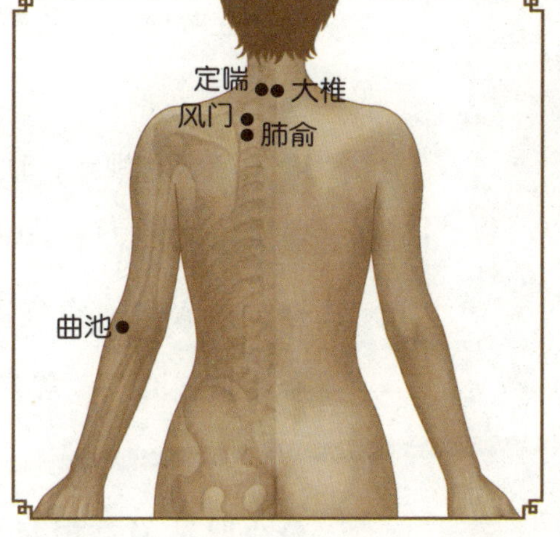

曲池

屈肘成直角，在肘横纹桡侧端与肱骨外上髁连线中点处。

肺俞

在第三胸椎棘突下，旁开1.5寸处。

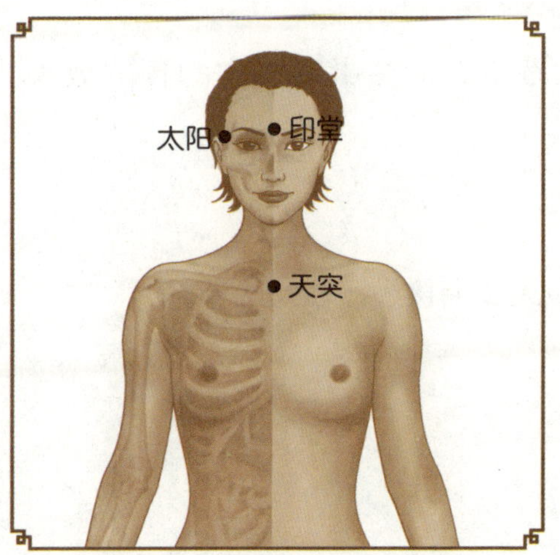

太阳

在眉梢与目外眦之间向后约1寸处凹陷中。

印堂

在两眉头连线中点处。

天突

在颈部前正中线上，当胸骨上窝中央。

咳嗽

咳嗽是肺部疾病的主要症状，『咳』指肺气上逆，有声无痰；『嗽』指咯吐痰液，有痰无声。一般多声、痰并见，故并称咳嗽。

◎ 症状表现

本病主要以咳嗽为主要症状，应及时排除肺痨、肺痈、哮喘等肺部疾病引起的咳嗽。

◎ 艾灸方法

取穴肺俞、肝俞、脾俞、肾俞、神门、天突、丰隆。

采用温和灸。将艾条点燃端对准穴位，距皮肤2～3厘米处施灸，每穴灸10～15分钟，以皮肤红晕为度。每日1次，10次为1个疗程。

◎ 预防方法

◆防止咳嗽，预防感冒非常关键，平时要注意锻炼身体，避免受凉。

◆生活要有规律，饮食适宜，保证睡眠，居室环境要安静。适当通风换气，保持室内空气清新。

◆少去人多、空气不流通的场所。

◆饮食宜清淡，富有营养，不宜过食辛辣及甘腻滋痰生湿的食物。

◆平时适当食用梨和萝卜，对咳嗽有一定的预防效果。

◎ 易患人群

◆患呼吸道疾病者。

◆长期处于有害气体中或长期接触污浊空气者。

◎ 主治穴位

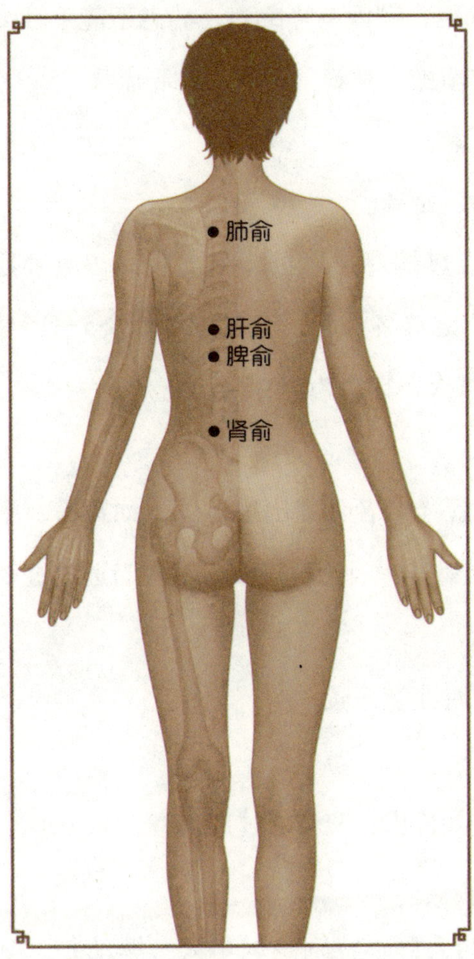

肺俞

在第三胸椎棘突下，旁开1.5寸处。

肝俞

在第九胸椎棘突下，旁开1.5寸处。

脾俞

在第十一胸椎棘突下，旁开1.5寸处。

肾俞

在第二腰椎棘突下，旁开1.5寸处。

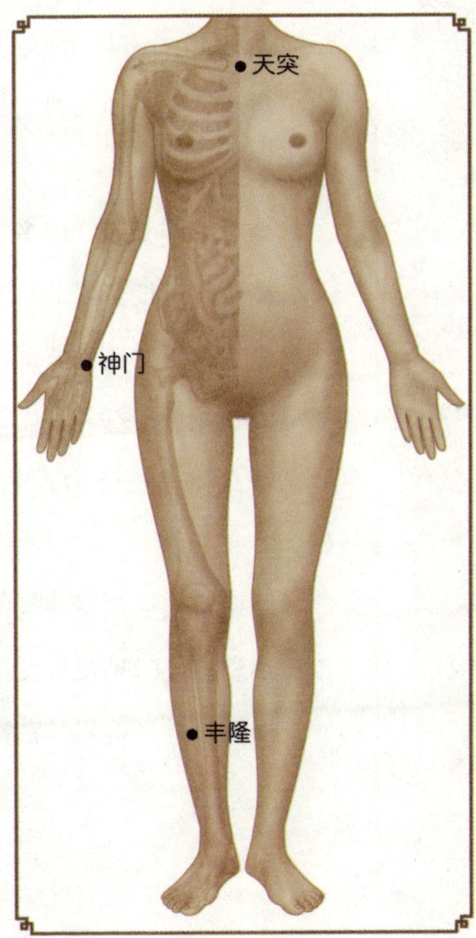

天突

在颈部前正中线上，当胸骨上窝中央。

神门

在腕掌侧横纹尺侧端，尺侧腕屈肌腱桡侧凹陷中。

丰隆

在小腿前外侧，当外踝尖上8寸，条口外，距胫骨前缘二横指。

哮喘

哮喘，又称气喘，是一种呼吸道疾病，属于慢性疾病。发作时可导致患者呼吸困难，严重时可能导致窒息。

◎ 症状表现

可见呼吸急促，胸闷气粗，喉间有哮鸣声，喘息不能平卧，多呈阵发性发作，有时伴有烦躁、神萎、面色苍白等症状。

◎ 艾灸方法

取穴膻中、天突、肺俞、定喘。

采用温和灸。将艾条点燃端对准穴位，距皮肤2～3厘米处施灸。其中，膻中、天突、定喘各灸3～7分钟，肺俞灸5～15分钟，以皮肤红晕为度。每日1次，10次为1个疗程。

◎ 预防方法

◆有30%～40%的支气管哮喘者可查出过敏原，如花粉、牛奶、禽蛋、羽毛、飞蛾、棉絮等，因此，哮喘患者应当远离过敏因素。

◆冬春季节或气候多变时注意保暖。

◆不要过度劳累。

◆情绪不要剧烈波动，如忧虑、悲伤、过度兴奋。

◎ 易患人群

◆身体免疫能力较差的人群，特别是老年人、婴幼儿、孕妇。

◆经常接触刺激性气体者。

◆婴幼儿时期反复发生病毒性呼吸道感染者。

◆工作过度劳累、精神紧张者。

◎ 主治穴位

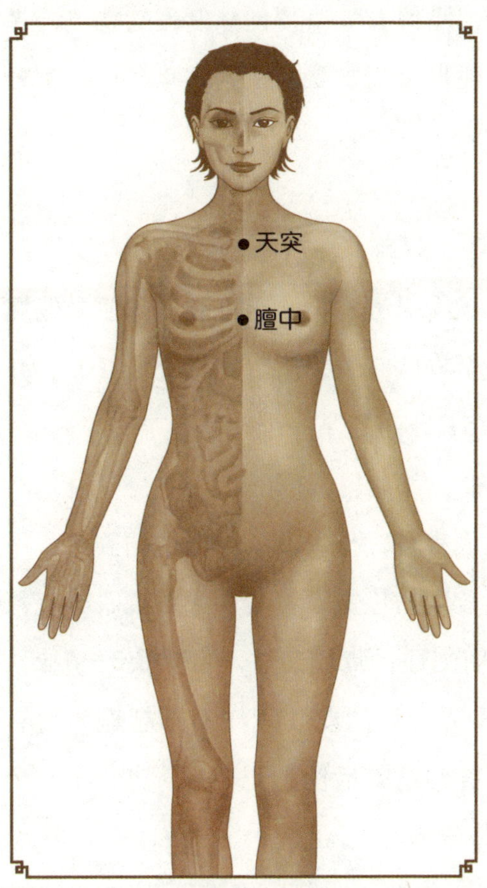

天突

在颈部前正中线上，当胸骨上窝中央。

膻中

在胸部正中线上，平第四肋间隙处。

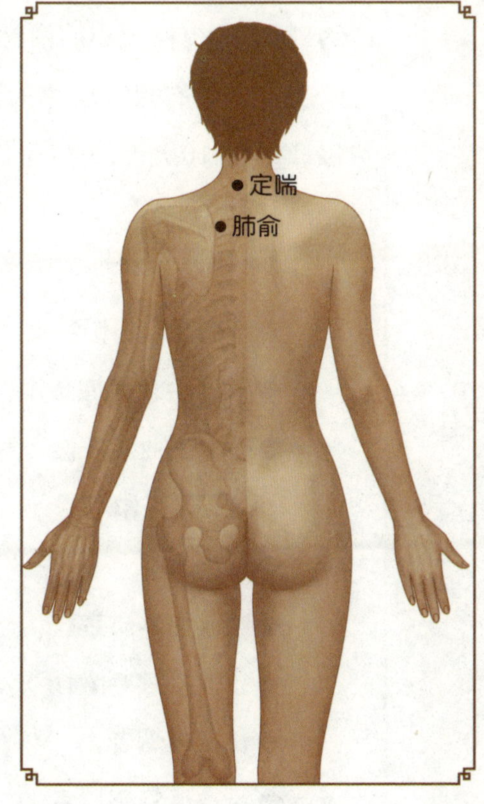

定喘

在第七颈椎棘突下（大椎），旁开0.5寸处。

肺俞

在第三胸椎棘突下，旁开1.5寸处。

慢性支气管炎

出现咳嗽、咳痰或气喘等症状，每年持续3个月且连续2年以上称为慢性支气管炎。

◎ 症状表现

早期症状见咳嗽、咳痰，或伴有气喘及反复发作的特点。多在冬季发作，春暖后缓解；晚期炎症加重，症状常年存在，不分季节。

◎ 艾灸方法

灸法一：取穴肺俞、膻中、脾俞、膏肓俞。

采用温和灸。将艾条点燃端对准穴位，距皮肤2～3厘米处施灸，每穴灸10～15分钟，灸至皮肤红晕为度。每日1次，10次为1个疗程，疗程结束后休息3～5日，进行下一个疗程。

灸法二：取穴肺俞、脾俞、肾俞、膏肓俞。

采用隔姜灸。将鲜姜切成直径2厘米、厚0.3厘米的姜片，用粗针在其中央扎数个小孔，放置穴位上，在姜片上放置底面直径约1厘米的枣核大小的圆锥形艾炷，点燃艾炷。每穴灸3～5壮，以患者感到有热气向体内渗透、局部皮肤潮红而不起疱为度。每日1次，10次为1个疗程，疗程结束后休息3～5日，进行下一个疗程。

◎ 预防方法

◆吸烟是引起慢性支气管炎的重要原因，应杜绝吸烟。

◆平时注意锻炼身体，以增强体质，预防感冒。

◆远离工业“三废”和环境高污染的地方。

◎ 易患人群

◆老年人。

◆过敏性体质者。

◆经常接触刺激性气体或有害粉尘者。

◆长期吸烟者。

◆经常反复感冒者。

◎ 主治穴位

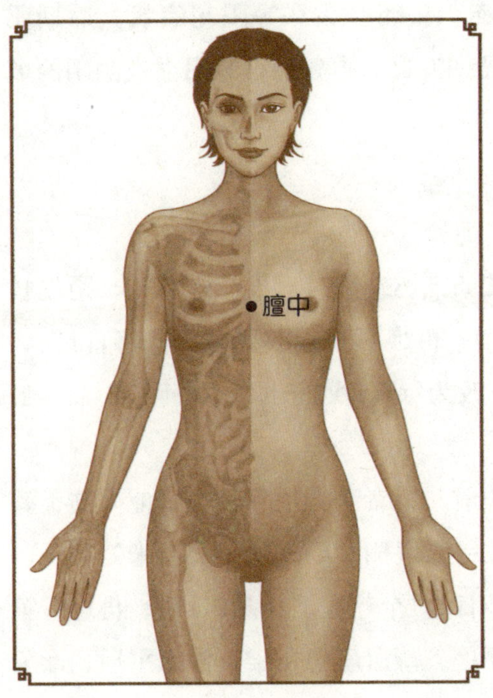

膻中

在胸部正中线上，平第四肋间隙处。

肺俞

在第三胸椎棘突下，旁开1.5寸处。

脾俞

在第十一胸椎棘突下，旁开1.5寸处。

膏肓俞

在第四胸椎棘突下，旁开3寸处。

肾俞

在第二腰椎棘突下，旁开1.5寸处。

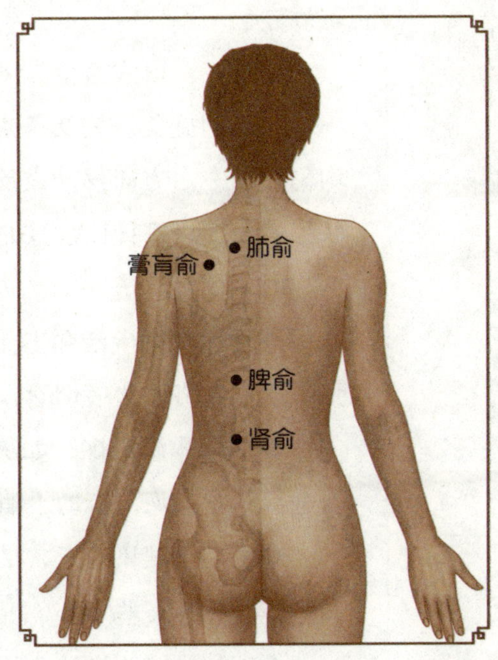

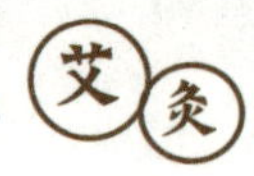

高血压

高血压是持续血压过高的疾病，可伴有心脏、血管、脑和肾脏等器官功能性或器质性改变的全身性疾病。

◎ 症状表现

初期有情绪易怒、面赤、头痛、头涨等阳亢症状。后期还可出现五心烦热、心悸失眠、头晕、神疲懒言等阴虚或阴阳两虚之证。

◎ 艾灸方法

灸法一：取穴足三里、绝骨。

采用温和灸。将两支艾条点燃端同时对准一穴双侧，距皮肤2～3厘米处施灸，灸20分钟，再换另一穴双侧施灸。每日1次，待血压稳定于正常水平后，改为每周3次。

灸法二：取穴涌泉。

采用温和灸。于每晚睡前，患者洗脚后平卧，请他人施灸。将两支艾条点燃端同时对准一穴双侧，距皮肤2～3厘米处施灸，灸10～15分钟。每日1次，7日为1个疗程，休息2日后，再进行第二个疗程，可连灸3～5个疗程。待血压稳定于正常水平后，改为每周3次。

灸法三：取穴百会、风池、曲池、足三里、涌泉。

采用回旋灸。将艾条点燃端对准穴位，距皮肤2～3厘米处，均匀地向左右方向移动或反复旋转施灸，每穴灸3～5分钟，以皮肤红晕为度。每日1次，10次为1个疗程。

◎ 预防方法

◆合理安排生活和工作，注意劳逸结合，避免过于疲劳、紧张；饮食有节，勿嗜烟酒。防止肥胖。

◆加强体质锻炼，如练气功、打太极拳等。脑力劳动者，适当进行体育锻炼，有助于消除疲劳，预防血压升高。

◆定期做健康检查，早发现，早治疗。

◎ 易患人群

◆喜食过咸、过油食物者；有烟酒嗜好者。

◆有高血压家族史者及老年人。

◎ 主治穴位

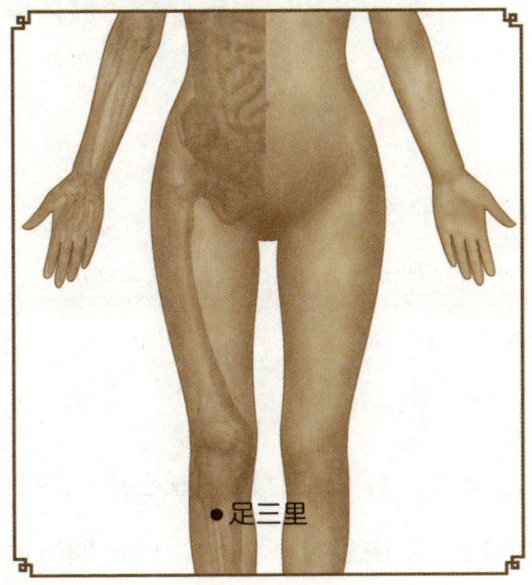

足三里

在小腿前外侧，犊鼻下3寸，距胫骨前缘一横指处。

曲池

屈肘成直角，在肘横纹桡侧端与肱骨外上髁连线中点处。

百会

在后发际正中直上7寸处。

风池

在胸锁乳突肌与斜方肌上端之间凹陷中，与风府相平处。

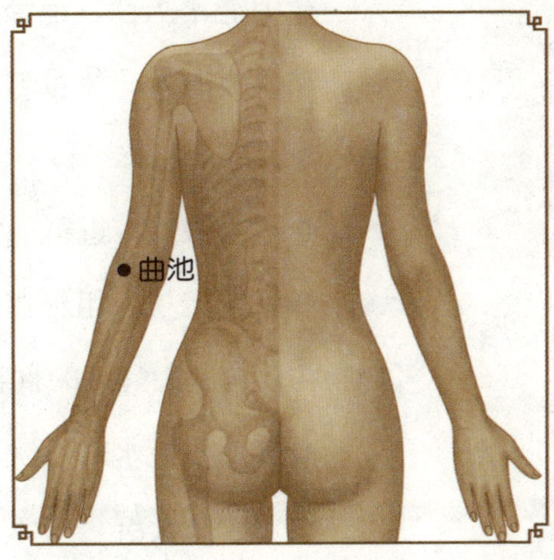

百会
风池
涌泉
绝骨

绝骨

在外踝尖上3寸，腓骨前缘处。

涌泉

在足底（去趾）前1/3处，足趾跖屈时呈凹陷中央。

高脂血症

人体血液中的胆固醇、三酰甘油、低密度脂蛋白的水平超过了正常范围，称高脂血症。高脂血症可造成脑卒中、冠心病、心肌梗死，也是促发高血压、糖尿病的一个重要危险因素。

◎ 症状表现

高脂血症患者经常出现头晕、神疲乏力、失眠健忘、肢体麻木、胸闷、心悸等。

◎ 艾灸方法

取穴神阙、足三里、丰隆、三阴交。

采用温和灸。将艾条点燃端对准穴位，距皮肤1.5～3厘米处施灸，每穴灸15～30分钟，每日1次。

◎ 预防方法

◆中老年男性，绝经后的女性，有高脂血症、冠心病、脑血管病家族史的人，体重超重人群，要注意自我保健，应定期做血脂检查。

◆适当锻炼，进行一定强度的有氧运动。

◆饮食清淡，粗细搭配，平时多吃绿叶蔬菜、瓜果，少吃动物脂肪及含胆固醇高的食物，晚餐宜少，少吃甜食。

◆养成多饮水的习惯。

◎ 易患人群

◆有高脂血症家族史者、体型肥胖者。

◆长期高糖、高脂饮食者。

◆长期吸烟、酗酒者。

◎ 主治穴位

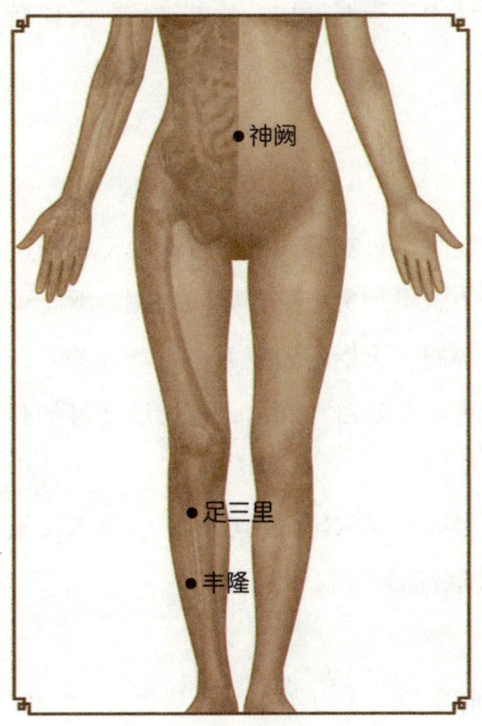

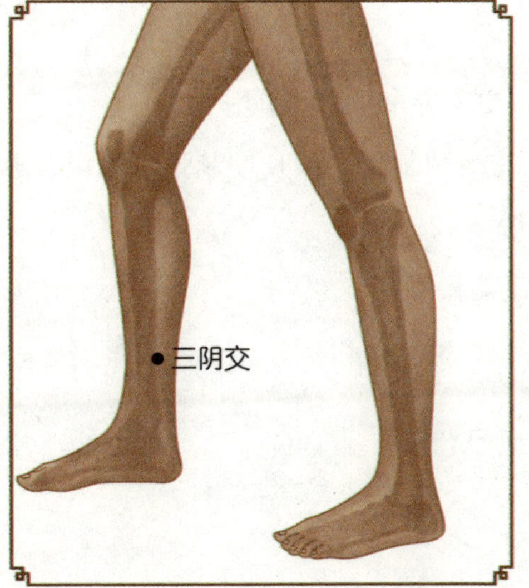

神阙

在肚脐中央。

足三里

在小腿前外侧，犊鼻下3寸，距胫骨前缘一横指处。

丰隆

在小腿前外侧，当外踝尖上8寸，条口外，距胫骨前缘二横指。

三阴交

在小腿内侧，足内踝尖上3寸，胫骨内侧缘后方。

胃痛

胃痛又称胃脘痛，是以胃脘近心窝处常发生疼痛为主的疾患，是临床上常见的一种病症。

◎ 症状表现

多出现胃痛隐隐、泛吐清水、喜温喜按、纳差神疲、大便溏薄等症状。

◎ 艾灸方法

取主穴中脘、足三里。

胃痛患者经常会有其他症状，可加灸其他穴位配合。腹痛、肠鸣泄泻者加灸胃俞；上腹饱胀可加灸上脘、梁门；恶心呕吐可加灸内关；大便稀溏可加灸神阙、天枢；消瘦乏力可加灸关元；发热可加灸曲池；大便潜血可加灸隐白、肝俞；胃酸过多可加灸阳陵泉、公孙、太冲、肝俞等。

采用温和灸。将艾条点燃端对准穴位，距皮肤2～3厘米处施灸，每穴灸5～15分钟，以皮肤红晕为度。每日1次。

◎ 预防方法

◆饮食有规律，应该定时定量，千万不要暴饮暴食。

◆平时尽量不吃或少吃零食。晚上睡觉前不进食。

◆注意饮食卫生，吃饭要细嚼慢咽，饮食的温度应以“不烫不凉”为度。

◆尽量少吃刺激性食物，更不能酗酒和吸烟。

◆保持精神愉快。过度的精神刺激，如长期紧张、恐惧、悲伤、忧郁等都会造成消化系统疾病。

◆多吃富含维生素C的蔬菜和水果。

◎ 易患人群

◆精神紧张、情绪不稳定者。

◆有不良饮食习惯者。

◆年龄偏高者。

◎ 主治穴位

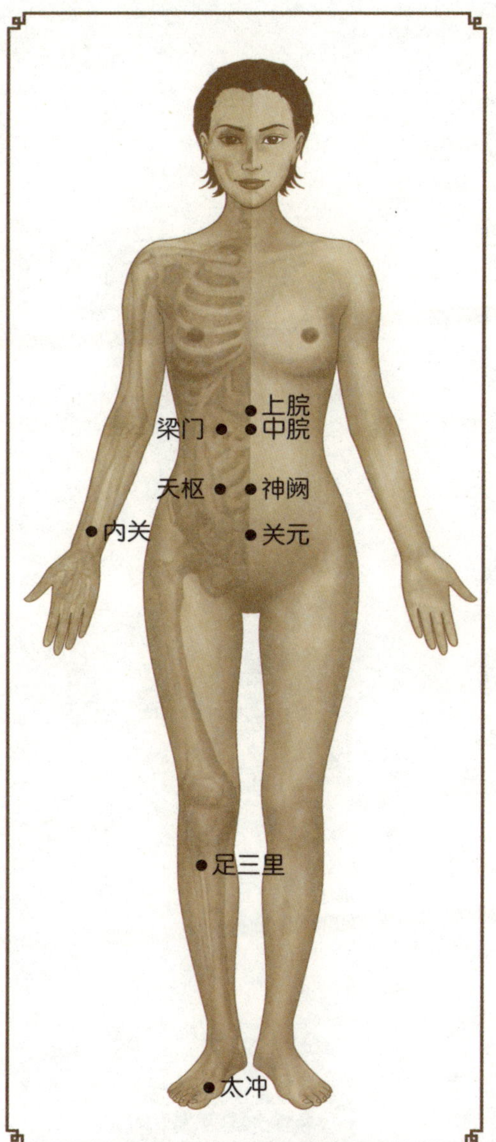

上脘

在上腹部前正中线上，脐中上5寸处。

中脘

在上腹部，前正中线上，脐上4寸处。

梁门

在上腹部，脐上4寸，前正中线旁开2寸处。

神阙

在肚脐中央。

天枢

在腹中部，脐中旁开2寸处。

内关

在腕横纹上2寸，掌长肌腱与桡侧腕屈肌腱之间。

关元

在下腹部，前正中线上，脐下3寸处。

足三里

在小腿前外侧，犊鼻下3寸，距胫骨前缘一横指处。

太冲

在足背第一、二跖骨连接部前凹陷中。

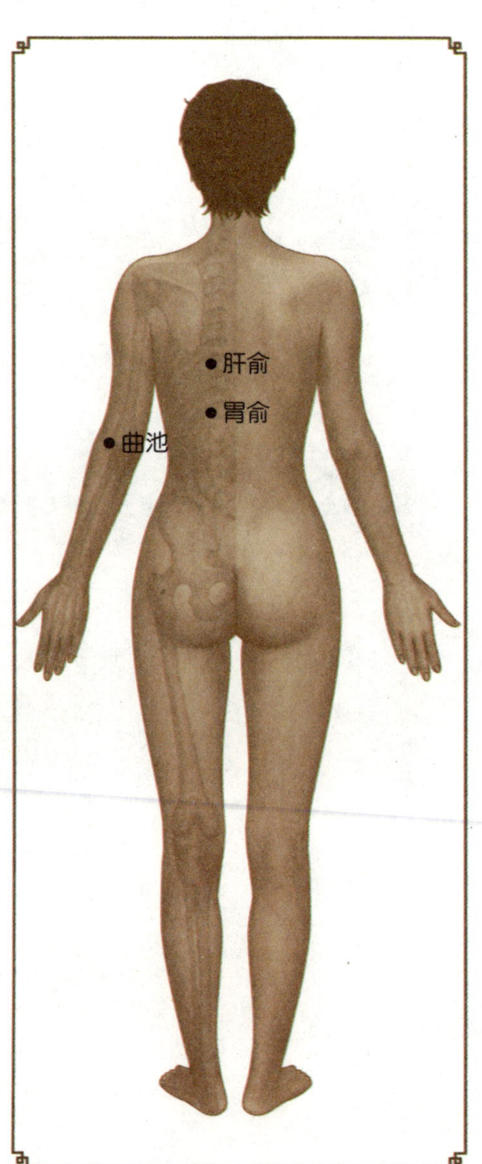

肝俞

在第9胸椎棘突下，旁开1.5寸处。

胃俞

在第十二胸椎棘突下，旁开1.5寸处。

曲池

屈肘成直角，在肘横纹桡侧端与肱骨外上髁连线中点处。

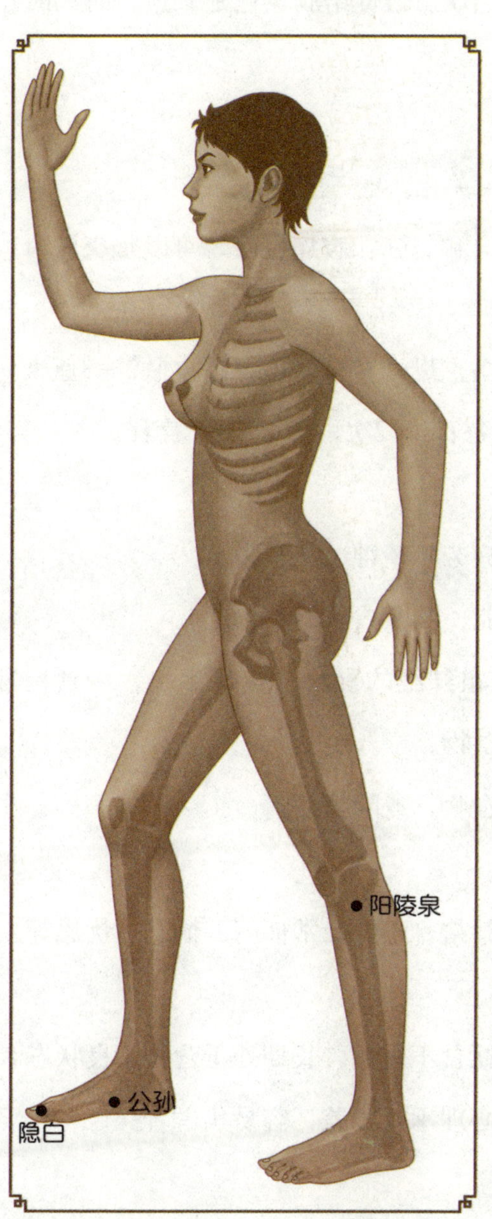

阳陵泉

在小腿外侧，腓骨小头前下方凹陷处。

公孙

在足内侧缘，第一跖骨基底部的前下方，赤白肉际处。

隐白

在足大趾末节内侧，趾甲角旁0.1寸处。

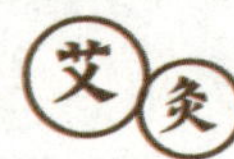

结肠炎

结肠炎在发病初期主要表现为腹泻，但患者往往麻痹大意，以为并不是什么大病，没有及时治疗，造成病情逐渐加重，久治不愈。

◎ 症状表现

可见腹痛、肠鸣、腹泻。急性结肠炎起病急，日泻数次或数十次，或伴有腹胀、喜热饮。慢性结肠炎迁延难愈，时泻时止，或久泻不止。

◎ 艾灸方法

取主穴神阙、中脘、关元、足三里、梁丘。

脱肛者可以加灸百会和长强；腹痛畏冷者可以加灸脾俞、肾俞、命门、天枢。

采用温和灸。将艾条点燃端对准穴位，距皮肤2～3厘米处施灸，每穴灸5～10分钟。每日1～2次，10日为1个疗程。

◎ 预防方法

◆充分休息，避免疲劳和精神过度紧张。

◆食用易消化、低脂、高蛋白质的食物。

◆尽量避免食用含粗纤维的食物，少喝牛奶，少食用乳制品，以及其他易产气的食物。

◆忌食辛辣、生冷食物，戒除烟酒。

◆避免重体力劳动。

◆保持良好的个人情绪，不要经常郁闷、恼怒、忧思等。

◎ 易患人群

◆身体过度疲劳、饮食不规律、长期处于营养不良状态者。

◆性格过于内向，心理承受力差，容易焦虑者。

◎ 主治穴位

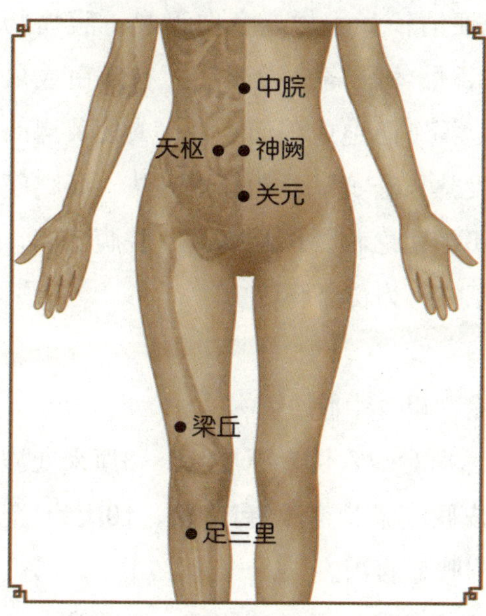

中脘

在上腹部，前正中线上，脐上4寸处。

神阙

在肚脐中央。

天枢

在腹中部，脐中旁开2寸处。

关元

在下腹部，前正中线上，脐下3寸处。

梁丘

在髂前上棘与髌骨底外缘连线上，髌底上2寸处。

足三里

在小腿前外侧，犊鼻下3寸，距胫骨前缘一横指处。

百会

在后发际正中直上7寸处。

脾俞

在第十一胸椎棘突下，旁开1.5寸处。

肾俞

在第二腰椎棘突下，旁开1.5寸处。

命门

第二腰椎棘突下凹陷中。

长强

在尾骨尖下0.5寸，约当尾骨尖端与肛门连线的中点处。

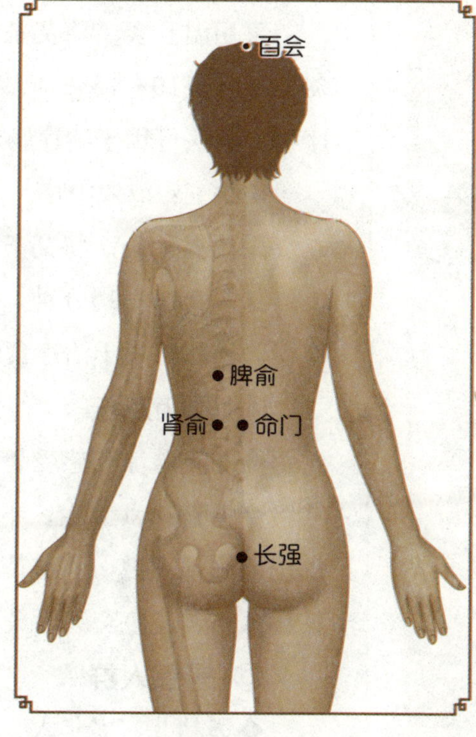

腹泻

腹泻又称泄，是指大便次数增多，粪便溏薄或完谷不化，甚至泻如水样。

◎ 症状表现

腹泻可见多种症状。粪便清稀如水样，色白无臭，腹痛肠鸣，畏寒食少，伴鼻塞头重，肢体酸痛，舌淡红、苔薄白或白腻，为寒湿困脾。腹痛即泻，泻下急迫或泻而不爽，粪便黄褐而臭，肛门灼热，小便短赤伴发热，苔黄腻，为肠道湿热。肠鸣腹痛，泻下粪便臭如败卵，伴不消化之物，泻后痛减，脘腹痞满，嗳腐吞酸，不思饮食，舌苔厚腻，为食滞肠胃。

◎ 艾灸方法

灸法一：取穴大肠俞、足三里、中脘、神阙。

采用温和灸。将艾条点燃端对准穴位，距皮肤2～3厘米处施灸，每穴灸10～15分钟，以皮肤红晕为度。每日1次，10次为1个疗程。该法可用于治疗寒湿困脾型腹泻。

灸法二：取穴大肠俞、天枢、足三里、三阴交、阳陵泉、曲池、内庭。

采用温和灸。将艾条点燃端对准穴位，距皮肤2～3厘米处施灸，每穴灸10～15分钟，以皮肤红晕为度。每日1次，10次为1个疗程。该法可用于治疗肠道湿热型腹泻。

灸法三：取穴中脘、上脘、天枢、上廉、下廉、公孙、内关。

采用温和灸。将艾条点燃端对准穴位，距皮肤2～3厘米处施灸，每穴灸10～15分钟，以皮肤红晕为度。每日1次，10次为1个疗程。该法可用于治疗食滞肠胃型腹泻。

◎ 预防方法

◆防止着凉和感受暑湿秽浊之气。

◆注意饮食卫生，不吃生冷的食物。动物性食品或海产品在食用前必须煮熟。不吃腐败、变质的食品。加工生食和熟食的餐具应分开，避免交叉污染。

◎ 易患人群

◆婴幼儿、老年人、饮食不规律者。

◎ 主治穴位

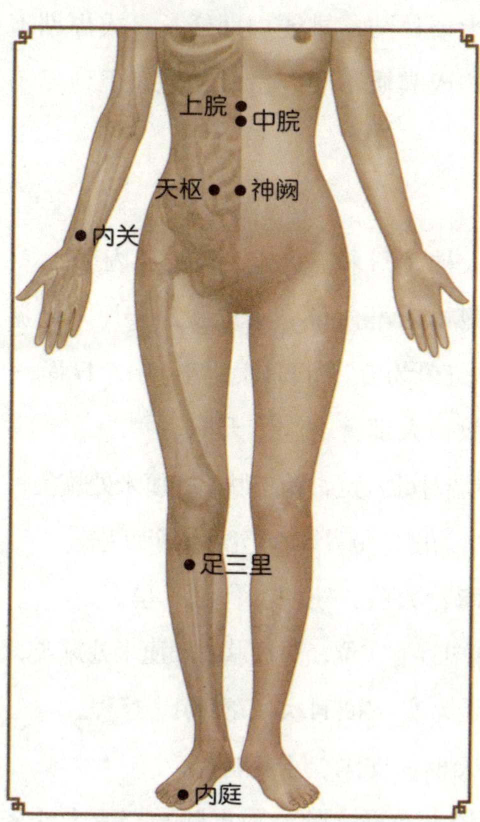

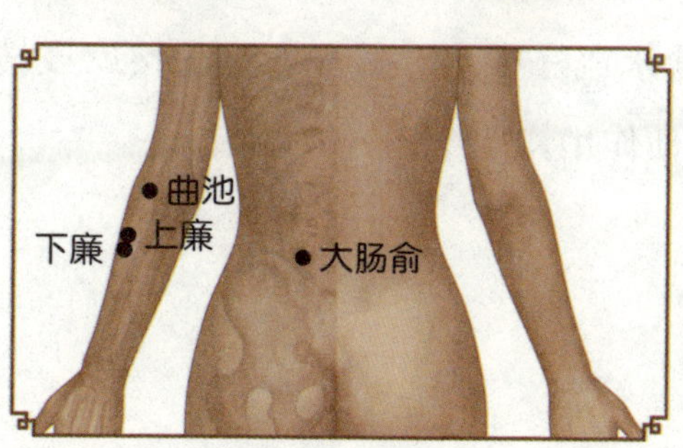

上脘

在上腹部前正中线上，脐中上5寸处。

中脘

在上腹部，前正中线上，脐上4寸处。

天枢

在腹中部，脐中旁开2寸处。

神阙

在肚脐中央。

内关

在腕横纹上2寸，掌长肌腱与桡侧腕屈肌腱之间。

足三里

在小腿前外侧，犊鼻下3寸，距胫骨前缘一横指处。

内庭

在足背，当第二、第三趾间缝纹端赤白肉际处。

阳陵泉

在小腿外侧，腓骨小头前下方凹陷处。

三阴交

在小腿内侧，足内踝尖上3寸，胫骨内侧缘后方。

公孙

在足内侧缘，第一跖骨基底部的前下方，赤白肉际处。

曲池

屈肘成直角，在肘横纹桡侧端与肱骨外上髁连线中点处。

上廉

在阳溪与曲池连线上，当曲池下3寸处。

下廉

在阳溪与曲池连线上，当肘横纹下4寸处。

大肠俞

在第四腰椎棘突下，旁开1.5寸处。

便秘

便秘是日常排便次数减少，同时排便困难，粪便干结。

◎ 症状表现

因大肠传导失常，导致大便秘结，排便周期延长；或周期不长，但便质干结，排出艰难；或粪质不硬，虽有便意，但便而不畅的病症。

◎ 艾灸方法

方法一：取穴上巨虚、大椎、归来、水道、天枢、内庭。

采用温和灸。将艾条点燃端对准穴位，距皮肤2～3厘米处施灸，每穴灸5～10分钟，以皮肤红晕为度。每日1次，7次为1个疗程。

方法二：取穴太冲、大敦、大都、支沟、天枢。

采用温和灸。将艾条点燃端对准穴位，距皮肤2～3厘米处施灸，每穴灸10～15分钟，以皮肤红晕为度。每日1次，7次为1个疗程。

方法三：取穴脾俞、气海、太白、三阴交、足三里。

采用温和灸。将艾条点燃端对准穴位，距皮肤2～3厘米处施灸，每穴灸10～15分钟，以皮肤红晕为度。每日1次，7次为1个疗程。

方法四：取穴大肠俞、天枢、支沟、上巨虚。

采用温和灸。将艾条点燃端对准穴位，距皮肤2～3厘米处施灸，每穴灸10～15分钟，以皮肤红晕为度。每日1次，7次为1个疗程。该法可用于治疗腹中疼痛、手足不温的便秘。

◎ 预防方法

◆平时多食蔬菜、水果，养成定时排大便的良好习惯。

◆坚持锻炼身体、保持心情舒畅。

◆晨起空腹饮一杯淡盐水或蜂蜜水，并配合腹部按摩或转腰，让水在肠胃振动加强通便作用。

◎ 易患人群

◆有不良饮食习惯者。

◆体弱多病者。

◎ 主治穴位

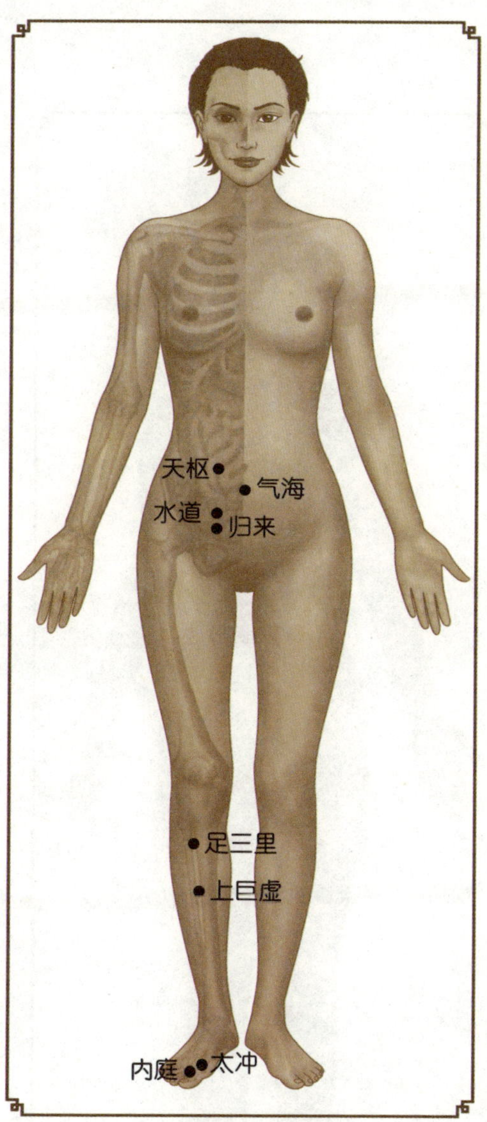

天枢

在腹中部，脐中旁开2寸处。

气海

在下腹部，前正中线上，脐下1.5寸处。

水道

在下腹部，当脐下3寸，前正中线旁开2寸处。

归来

在下腹部，当脐下4寸，前正中线旁开2寸处。

足三里

在小腿前外侧，犊鼻下3寸，距胫骨前缘一横指处。

上巨虚

在小腿前外侧，当犊鼻下6寸，距胫骨前缘一横指处。

太冲

在足背第一、二跖骨结合部前凹陷中。

内庭

在足背，当第二、第三趾间缝纹端赤白肉际处。

大椎

后正中线上，在第七颈椎棘突下凹陷中。

脾俞

在第十一胸椎棘突下，旁开1.5寸处。

大肠俞

在第四腰椎棘突下，旁开1.5寸处。

支沟

在阳池与肘尖连线上，腕背横纹上3寸，尺骨与桡骨之间。

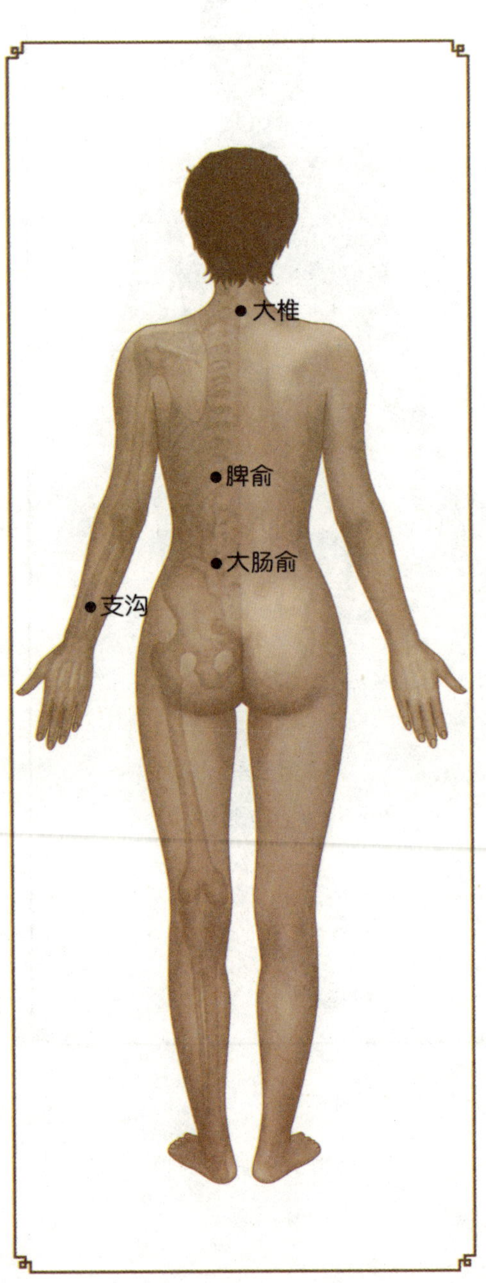

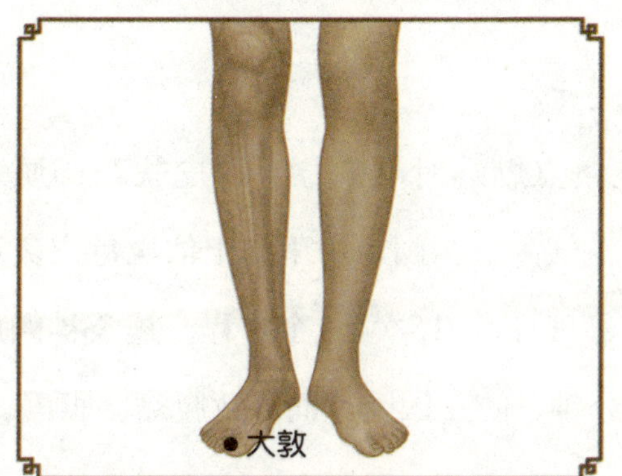

大敦

在足大趾外侧端，趾甲角旁0.1寸处。

三阴交

在小腿内侧，足内踝尖上3寸，胫骨内侧缘后方。

大都

在足内侧缘，当足大趾关节（第一跖趾关节）前下方赤白肉际凹陷处。

太白

在足内侧缘，当足大趾关节（第一跖趾关节）后下方赤白肉际凹陷处。

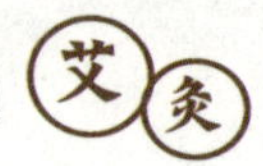

尿频

正常成人白天排尿4～6次，夜间0～2次，次数明显增多称尿频。尿频影响生活质量，需要重视，应及时诊治。

◎ 症状表现

昼夜排尿次数在8次以上，但无疼痛。

◎ 艾灸方法

取穴神阙、气海、关元。

采用温和灸。将艾条点燃端对准穴位，距皮肤2～3厘米处施灸，灸治顺序是关元、气海、神阙，由下向上依次每穴灸15分钟，以皮肤红晕为度。每日1次，15次为1个疗程。施灸神阙后，要用掌心按捂肚脐十余分钟，防止因受凉而导致腹痛、腹泻。

◎ 预防方法

◆控制饮食结构，避免摄入过量酸性物质，少吃肉类，多吃蔬菜，避免食用不卫生的食物。

◆要经常进行户外运动，在阳光下多做运动，多出汗。

◆保持良好的心情，不要有过大的心理压力。

◆养成良好的生活习惯，不要熬夜。

◆远离吸烟、酗酒等不良嗜好。

◆注意局部清洁卫生，勤洗澡换衣。

◎ 易患人群

◆生活和工作压力大，情绪波动过大者。

◆身体素质下降的中老年人。

◎ 主治穴位

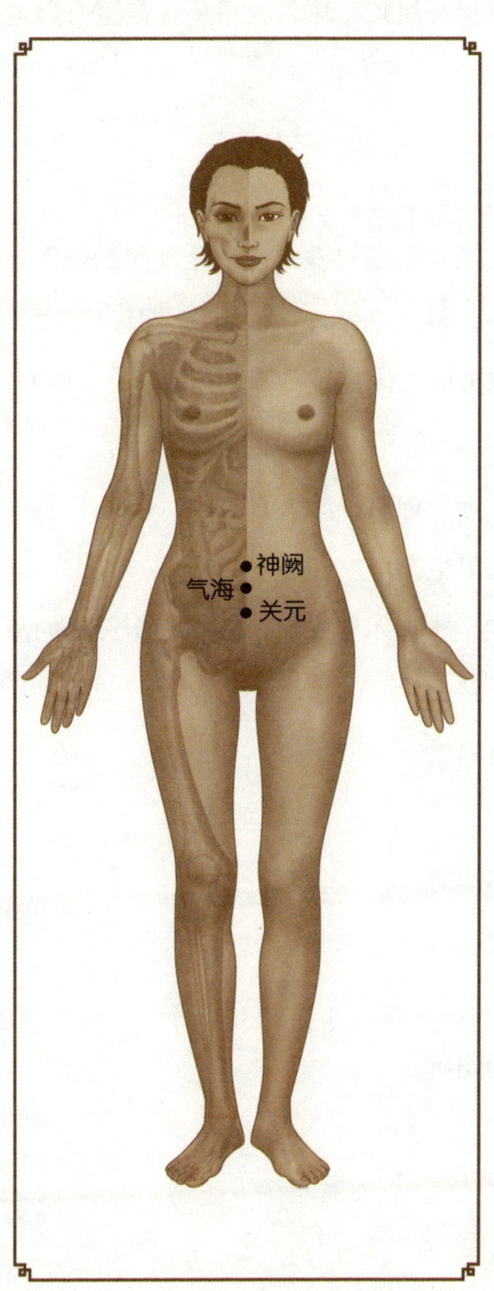

神阙

在肚脐中央。

气海

在下腹部，前正中线上，脐下1.5寸处。

关元

在下腹部，前正中线上，脐下3寸处。

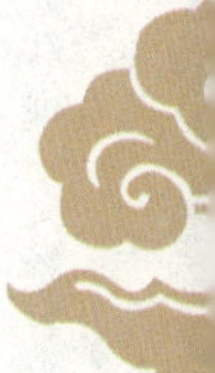

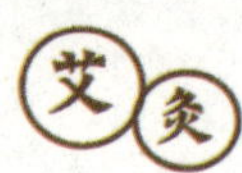

膀胱炎

膀胱炎是一种常见的尿路感染性疾病，占尿路感染总数的50%～70%。膀胱炎通常多发生于女性，因为女性的尿道比男性的尿道短，又接近肛门，大肠杆菌易侵入。

◎ 症状表现

膀胱炎最典型的症状是尿频、尿急、尿痛，甚至有急迫性尿失禁，有血尿和脓尿。

◎ 艾灸方法

取穴三阴交、神阙、足三里。

采用温和灸。将艾条点燃端对准穴位，距皮肤2～3厘米处施灸，每穴灸15～20分钟。慢性期每日1次，急性期每日2次，10次为1个疗程。1个疗程结束后，休息2～3日，开始下一个疗程。

◎ 预防方法

◆注意个人卫生，选择棉质、透气的内裤。

◆性生活前后注意卫生。

◆多饮水，勤排尿，千万不要憋尿，减小代谢产物的浓度，以及其与膀胱接触的时间。

◆养成良好的排尿习惯。

◎ 易患人群

◆性生活过频、不洁者。

◆生活压力较大者。

◆抵抗力差的老年人。

◆从事驾驶职业的司机。

◎ 主治穴位

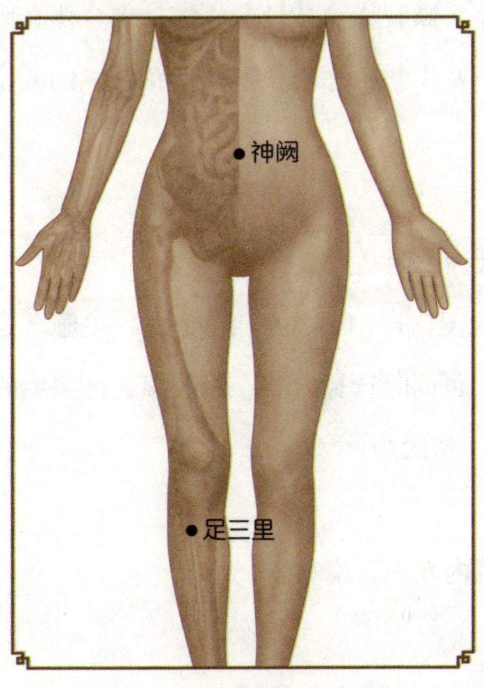

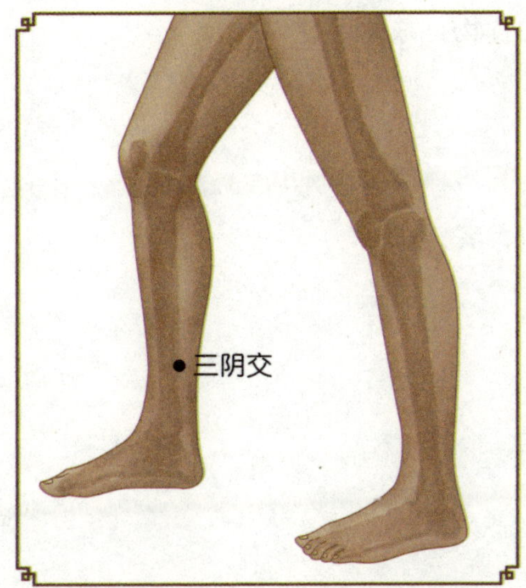

神阙

在肚脐中央。

足三里

在小腿前外侧，犊鼻下3寸，距胫骨前缘一横指处。

三阴交

在小腿内侧，足内踝尖上3寸，胫骨内侧缘后方。

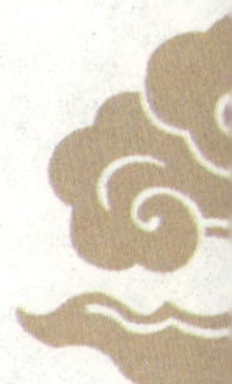

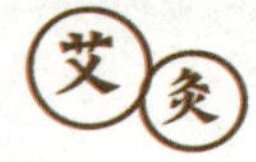

头痛

头痛是临床上常见的症状之一，通常是指头颅上半部，包括眉弓、耳轮上缘和枕外隆突连线以上部位的疼痛。头痛的原因繁多，诊断常比较困难。

◎ 症状表现

常见症状有胀痛、闷痛、撕裂样痛、针刺样痛，部分伴有血管搏动感及头部紧箍感，以及发热、恶心、呕吐、头晕、纳呆、肢体困重等。

◎ 艾灸方法

取主穴通天、悬钟、太冲、阿是穴。

采用温和灸。将艾条点燃端对准穴位，距皮肤2～3厘米处施灸，每穴灸15～30分钟，可同时选择合谷、阳陵泉、涌泉中的1～2穴配合艾灸。每日1次，15次为1个疗程。

◎ 预防方法

◆生活环境要安静，室内光线要柔和。

◆有效控制血压。

◆养成良好的作息习惯；远离嘈杂的环境。

◆忌食辛辣刺激生冷的食物；戒烟酒。

◎ 易患人群

◆生理期女性。

◆工作节奏紧张、压力大者。

◆抑郁症患者。

◆生活不规律者。

◆长期失眠者。

◎ 主治穴位

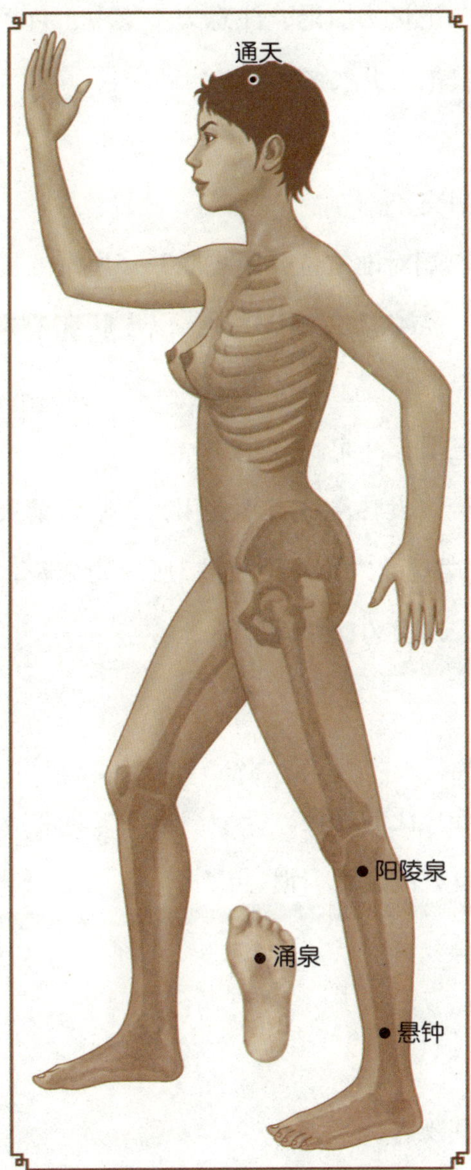

通天

在前发际正中直上4寸，旁开1.5寸处。

阳陵泉

在小腿外侧，腓骨小头前下方凹陷处。

涌泉

在足底（去趾）前1/3处，足趾跖屈时呈凹陷中央。

悬钟

在外踝尖上3寸，腓骨前缘处。

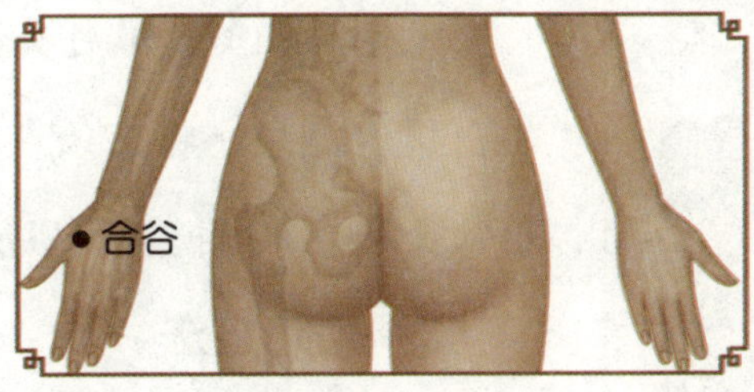

合谷

在手背，第一、二掌骨间，第二掌骨中点桡侧。

太冲

在足背第一、二跖骨结合部前凹陷中。

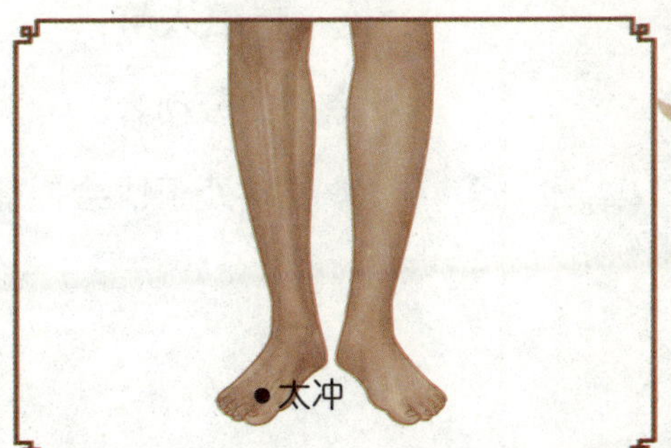

神经衰弱

神经衰弱是一种常见病，指由于长期情绪紧张及精神压力过大，从而使大脑活动能力减弱的功能障碍性疾病。

◎ 症状表现

常见症状有头痛、头晕、记忆力减退、注意力不集中、自控能力减弱、易激动、耳鸣、眼花、失眠多梦等。

◎ 艾灸方法

灸法一：取穴神门、三阴交。

采用温和灸。将艾条点燃端对准穴位，距皮肤3～5厘米处施灸，先灸神门，再灸三阴交。每穴灸5～10分钟，以皮肤红晕为度。每日1次，10次为1个疗程。

灸法二：取穴百会、足三里、涌泉。

采用温和灸。早晨灸百会（发热潮红者不宜用），临睡前灸足三里、涌泉。将艾条点燃端对准穴位，距皮肤3厘米处施灸，每穴灸5～10分钟。每日1次，10次为1个疗程。

◎ 预防方法

◆提高个人的心理素质。

◆保持良好的情绪，培养广泛的兴趣。

◆注意睡眠质量，养成良好的睡眠习惯。

◆加强体育锻炼，要注意劳逸结合。

◎ 易患人群

◆脑力劳动者。

◆长期处于情绪抑郁、烦躁者。

◎ 主治穴位

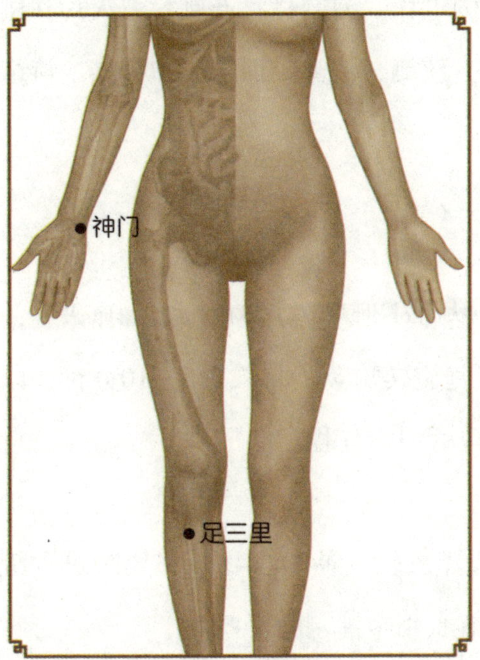

神门

在腕掌侧横纹尺侧端，尺侧腕屈肌腱桡侧凹陷中。

足三里

在小腿前外侧，犊鼻下3寸，距胫骨前缘一横指处。

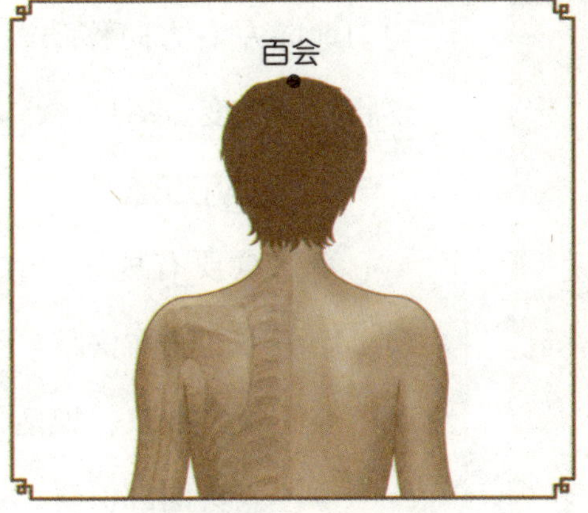

百会

在后发际正中直上7寸处。

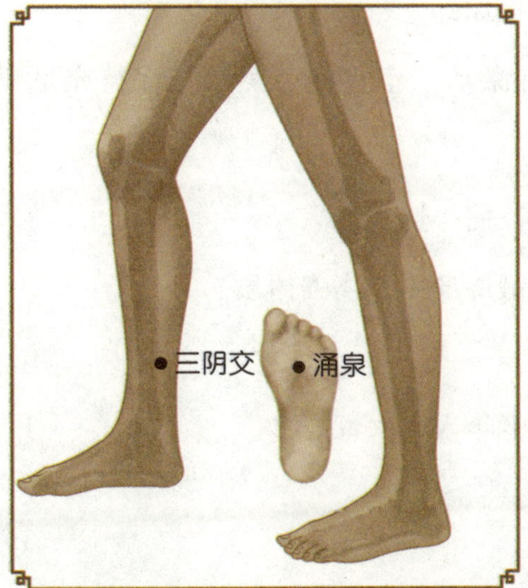

三阴交

在小腿内侧，足内踝尖上3寸，胫骨内侧缘后方。

涌泉

在足底（去趾）前1/3处，足趾跖屈时呈凹陷中央。

三叉神经痛

三叉神经痛是指发生在面部三叉神经分布区内反复发作的阵发性剧烈神经痛。

◎ 症状表现

面部疼痛突然发作，呈闪电样、刀割样、针刺样、火灼样剧烈疼痛，伴面部潮红、流泪、流涎、流涕，面部肌肉抽搐，持续数秒到数分钟。

◎ 艾灸方法

取穴下关、地仓、听会、太阳。

采用回旋灸。将艾条点燃端对准穴位，距皮肤2～3厘米处，均匀地向左右方向移动或反复旋转施灸，每穴灸5～10分钟，以皮肤红晕为度。每日1次，10次为1个疗程。

◎ 预防方法

◆饮食要有规律，宜选择质软、易嚼食物，必要时进食流食，切不可吃油炸食品，不宜食用辛辣刺激性食物。

◆吃饭、漱口、说话、刷牙、洗脸动作宜轻柔。

◆注意头面部保暖，避免局部受寒。

◆保持情绪稳定，不宜激动，不宜疲劳熬夜，保持充足睡眠。

◆常听节奏柔和的音乐，使心情平和。

◆适当参加体育运动，锻炼身体，增强体质。

◎ 易患人群

◆年龄在40岁以上的中老年人，女性居多。

◆生活不规律，易怒者。

◎ 主治穴位

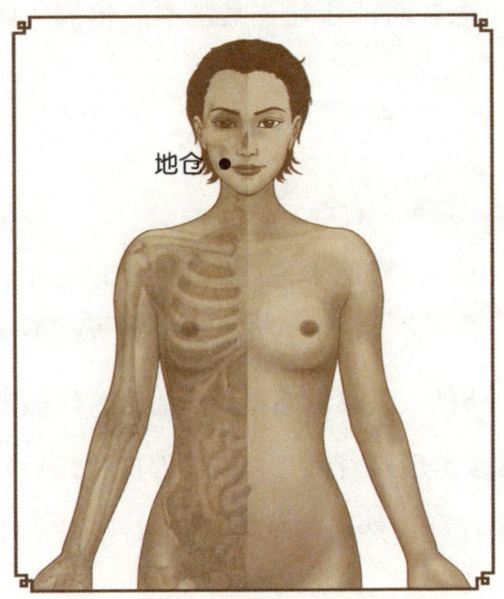

地仓

在面部口角外侧，上直对瞳孔。

下关

在面部耳前方，颧弓与下颌切迹所形成的凹陷中。

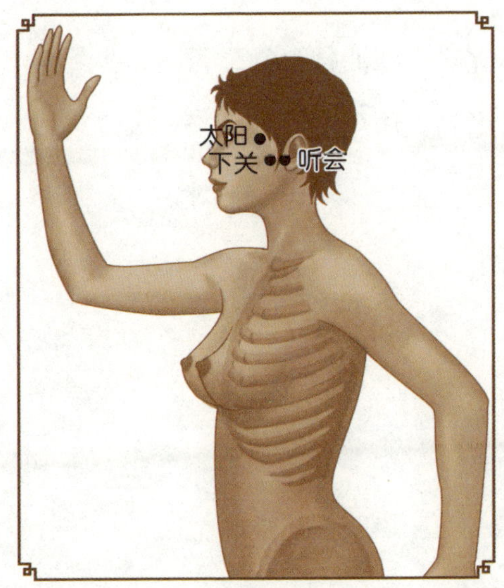

听会

张口，在耳屏间切迹前，下颌骨髁状突后缘的凹陷处。

太阳

在眉梢与目外眦之间向后约1寸处凹陷中。

面瘫

面瘫即面神经麻痹，又称面神经炎，以面部表情肌群运动功能障碍为主要特征的疾病。

◎ 症状表现

一般症状是口眼㖞斜，患者面部往往连最基本的抬眉、闭眼、鼓嘴等动作都无法完成。

◎ 艾灸方法

取穴太阳、四白、地仓、颊车、合谷、太冲。

采用隔姜灸。将鲜姜切成直径2厘米、厚0.3厘米的姜片，用粗针在其中央扎数个小孔，放置穴位上，在姜片上放麦粒大小的艾炷，点燃施灸，连灸6～8壮，以患者感觉灼热为度，灼热难忍时可适当将姜片抬起，待缓解后接着再灸，以局部皮肤红晕为最佳。每日1次，10次为1个疗程，然后休息5日，进行下一个疗程，连用3个疗程。

◎ 预防方法

◆平时要注意保持良好的心情，减轻心理压力，防止过度劳累。

◆保证充足的睡眠，不宜吃辛辣油腻食物。

◆适当进行体育运动，增强机体免疫力。

◎ 易患人群

◆重体力劳动者。

◆有熬夜习惯者。

◆嗜酒者。

◆长期精神紧张、焦虑者。

◎ 主治穴位

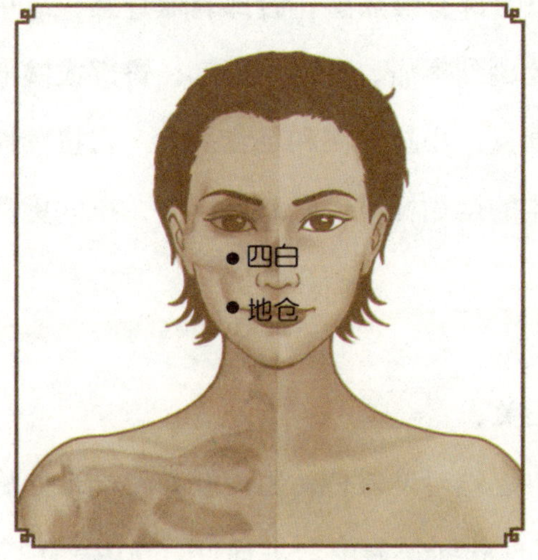

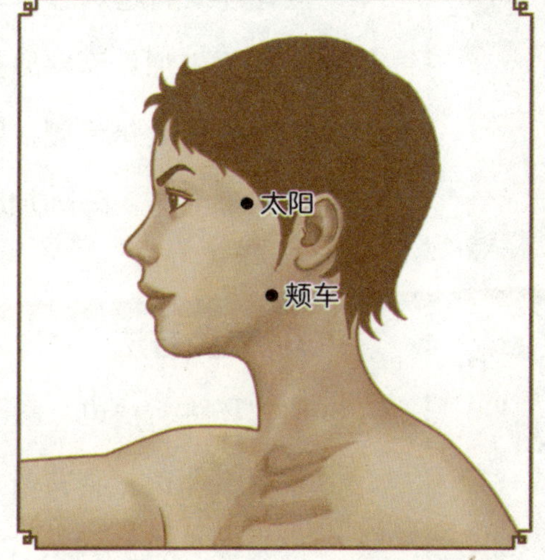

四白

在面部瞳孔直下，当眶下孔凹陷处。

地仓

在面部口角外侧，上直对瞳孔。

太阳

在眉梢与目外眦之间向后约1寸处凹陷中。

颊车

在下颌角前上方约一横指，当咀嚼时咬肌隆起最高点，按之凹陷处。

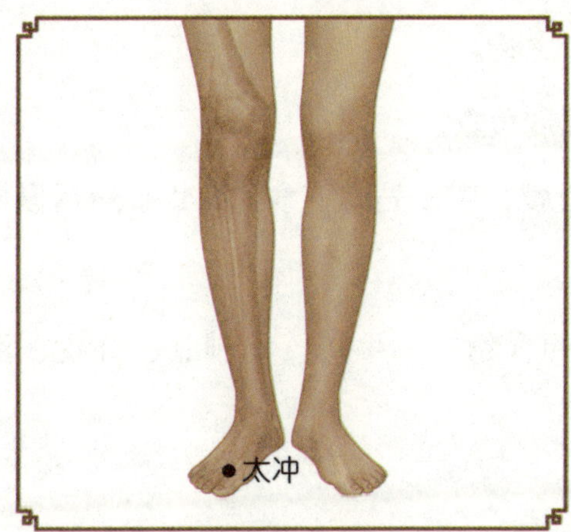

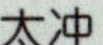

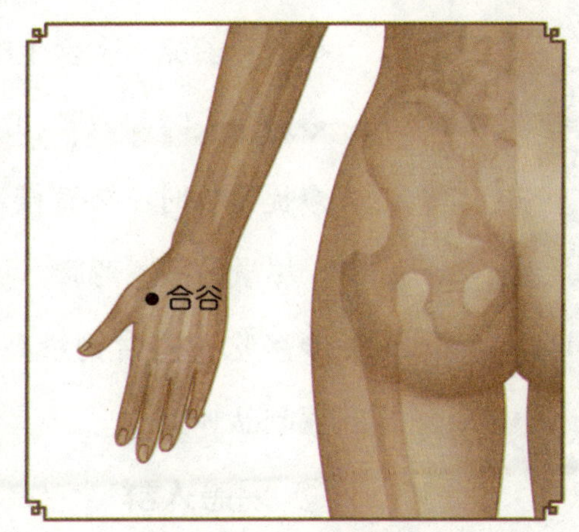

太冲

在足背第一、二跖骨结合部前凹陷中。

合谷

在手背，第一、二掌骨间，第二掌骨中点桡侧。

坐骨神经痛

坐骨神经痛是指由于坐骨神经根受压所致，以疼痛放射至一侧或双侧臀部、大腿后侧为特征的一种病症。

◎ 症状表现

坐骨神经痛起病急，下背部有酸痛感，腰部有僵直感，以单侧较多，逐步加重而发展为剧烈疼痛。疼痛由腰部、臀部或髋部开始，向下沿大腿后侧、腘窝、小腿外侧和足背扩散，在持续性疼痛的基础上有一阵阵加剧的烧灼样或者针刺样疼痛，夜间更严重。

◎ 艾灸方法

取穴环跳、秩边、腰阳关。

采用温和灸。将艾条点燃端对准穴位，距皮肤2～3厘米处施灸，每穴灸5～15分钟，以皮肤红晕为度。每日1次，10次为1个疗程。

◎ 预防方法

◆睡硬板床，减小椎间盘承受的压力。

◆注意腰间保暖，尽量不要受寒，不要长时间吹空调。

◆避免着凉和贪食生冷之物。

◆避免长时间弯腰和过度负重。

◆提重物时不要直接弯腰，应该先蹲下拿到重物，然后慢慢起身，尽量做到不弯腰。

◆多吃一些含钙量高的食物，如牛奶、奶制品、虾皮、海带、豆制品等。

◎ 易患人群

◆重体力劳动者。

◆长期伏案工作者。

◎ 主治穴位

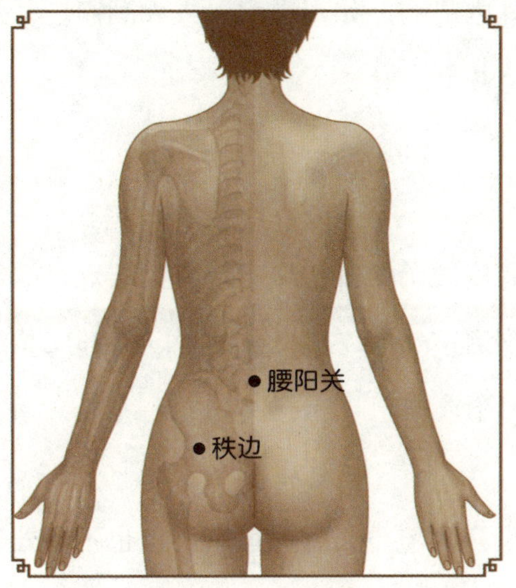

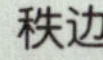

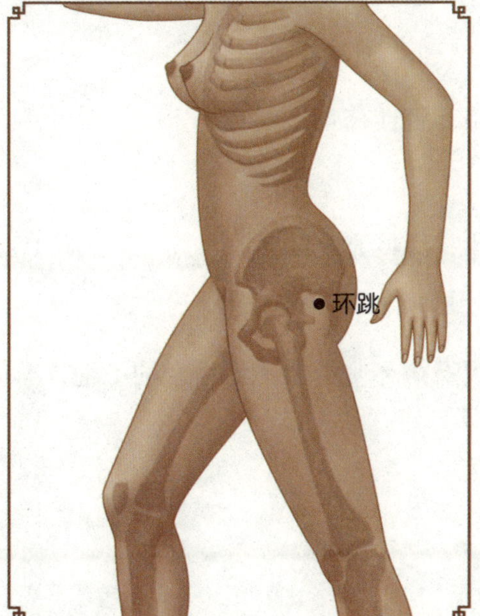

腰阳关

后正中线上，第四腰椎棘突下凹陷中，约与髂嵴相平。

秩边

在臀部，平第四骶后孔，骶正中嵴旁开3寸处。

环跳

侧卧屈股，在股骨大转子高点与骶管裂孔连线的外1/3与内2/3交界处。

耳鸣、耳聋

耳鸣与耳聋是两种病症，却常常一起出现。耳鸣可伴有耳聋，耳聋亦可由耳鸣发展而来。老年人耳聋、耳鸣的发生率相当高。

◎ 症状表现

耳鸣是指患者自觉耳内鸣响，如闻蝉声，或如潮声。耳聋是指不同程度的听觉减退，甚至消失。

◎ 艾灸方法

取穴肾俞、命门。

采用温和灸。患者每晚睡前俯卧于床上，将艾条点燃端对准穴位，距皮肤2～3厘米处施灸，每穴灸5分钟，以局部皮肤红晕为度。每日1次，10次为1个疗程。

◎ 预防方法

◆避免在高分贝的噪声环境下长时间逗留，但也不要处于过分安静的环境中。可以听一些柔和的音乐。

◆要有乐观豁达的生活态度，调整自己的生活节奏，分散自己对耳鸣的关注。

◆避免或谨慎地使用耳毒性药物。

◆应戒烟戒酒。

◆生活作息要有规律，保持充足的睡眠。

◎ 易患人群

◆长期工作在高分贝噪声环境中者，如嘈杂的工地、车间。

◆经常使用耳机者。

◆老年人。

◎ 主治穴位

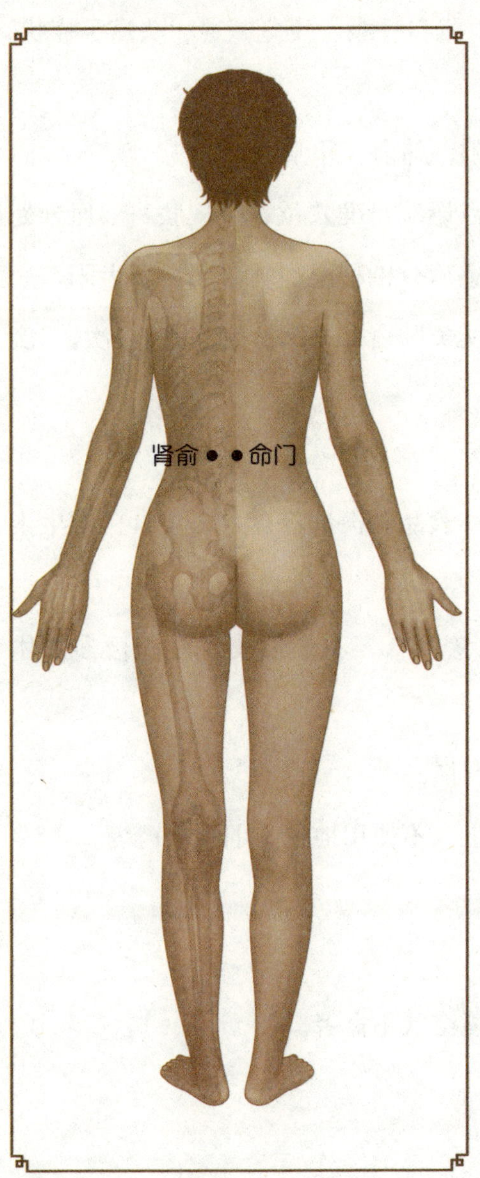

肾俞

在第二腰椎棘突下，旁开1.5寸处。

命门

第二腰椎棘突下凹陷中。

鼻炎

鼻炎是鼻腔黏膜和黏膜下层的炎症，多为慢性，炎症持续3个月以上或反复发作，迁延不愈，间歇期亦不能恢复正常，且无明确的致病微生物。

◎ 症状表现

临床多见鼻塞、多涕、张口呼吸、嗅觉减退、头痛等症状。

◎ 艾灸方法

取穴攒竹、阳白、太阳、肺俞、印堂。

采用温和灸。将艾条点燃端对准穴位，距皮肤2～3厘米处施灸，先灸印堂，有较强热感后分别移至攒竹、阳白、太阳，一共持续灸30～50分钟，最后艾灸肺俞15～30分钟。每日1次，7次为1个疗程。

◎ 预防方法

◆平日少食辛辣、油炸食品和海鲜等食品，多食含维生素较多的蔬菜、水果。

◆起居劳作有度，注意休息，不要熬夜，应积极参加体育锻炼，增强自身体质。

◆保持个人良好卫生习惯。

◆保持室内清洁、卫生，不使用地毯、羽绒被褥等。

◆尽量远离宠物。

◎ 易患人群

◆所处职业、生活环境空气不良者。

◆过敏性体质者。

◆嗜烟、嗜酒者。

◆患有其他慢性疾病者

◆鼻中隔偏曲者。

◎ 主治穴位

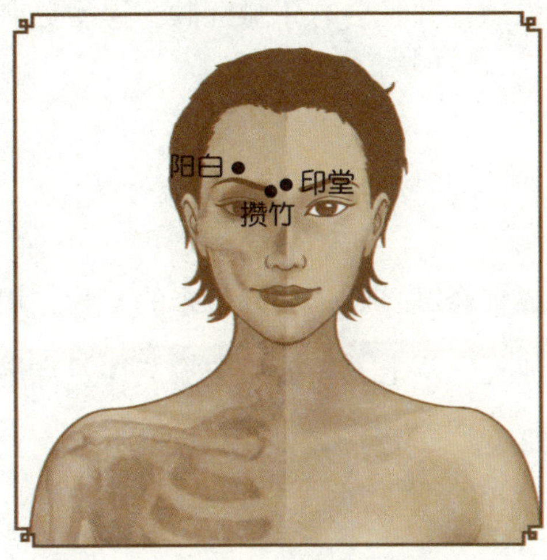

阳白

在前额部，当瞳孔直上，眉上1寸处。

印堂

在两眉头连线中点处。

攒竹

在眉头陷中，眶上切迹处。

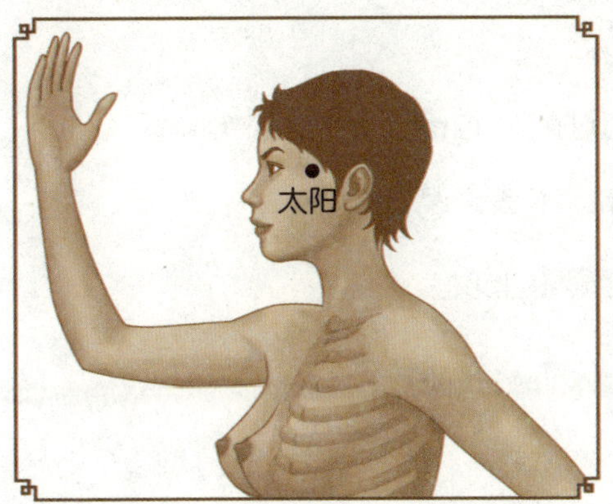

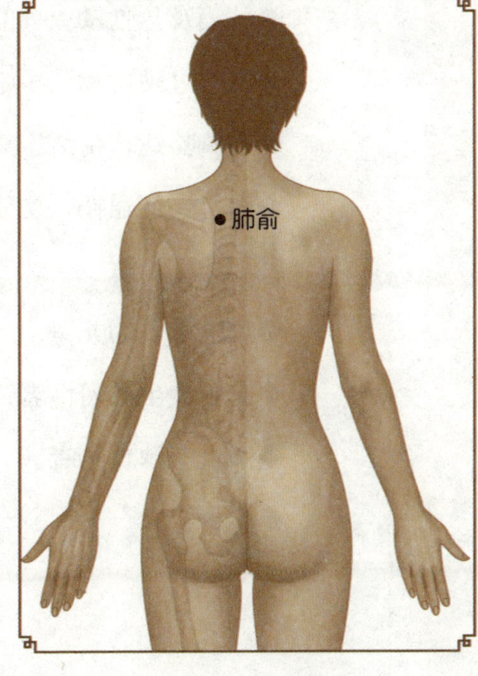

太阳

在眉梢与目外眦之间向后约1寸处凹陷中。

肺俞

在第三胸椎棘突下，旁开1.5寸处。

牙痛

牙痛是指牙齿因各种原因引起的疼痛，为口腔疾患中常见的症状之一。

◎ 症状表现

牙痛的疼痛感一般比较强烈，并且会有牙龈红肿、遇冷热刺激痛、面颊部肿胀等症状。

◎ 艾灸方法

取穴下关、内庭、合谷。

采用隔姜灸。将鲜姜切成直径2厘米、厚0.3厘米的姜片，用粗针在其中央扎数个小孔，放置穴位上，在姜片上放艾炷，点燃施灸。每穴灸5～10壮，每日2次。

◎ 预防方法

◆注意口腔卫生，养成早晚刷牙、饭后漱口的良好习惯。

◆睡前不宜吃糖、饼干等食物。

◆忌酒及热性动火食品。

◆勿吃过硬食物，少吃过酸、过冷、过热食物。

◆心胸豁达，情绪宁静，不要轻易动怒。

◆保持大便通畅，勿使粪毒上攻。

◎ 易患人群

◆爱吃零食的儿童。

◆有不良生活习惯者，如经常熬夜等。

◆嗜食辛辣食物者。

◆中老年人。

◎ 主治穴位

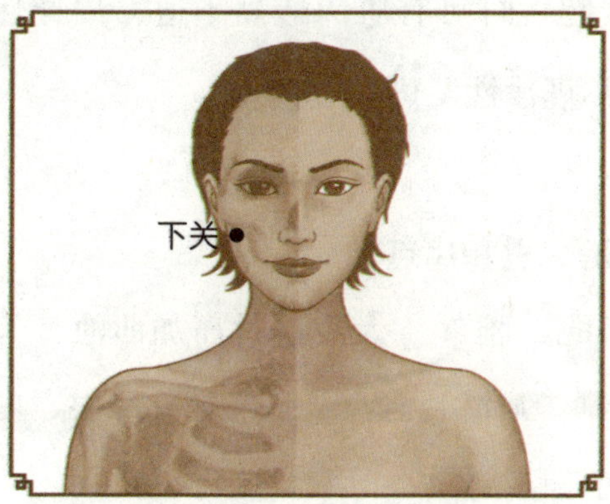

下关

在面部耳前方，颧弓与下颌切迹所形成的凹陷中。

合谷

在手背，第一、二掌骨间，第二掌骨中点桡侧。

合谷

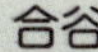

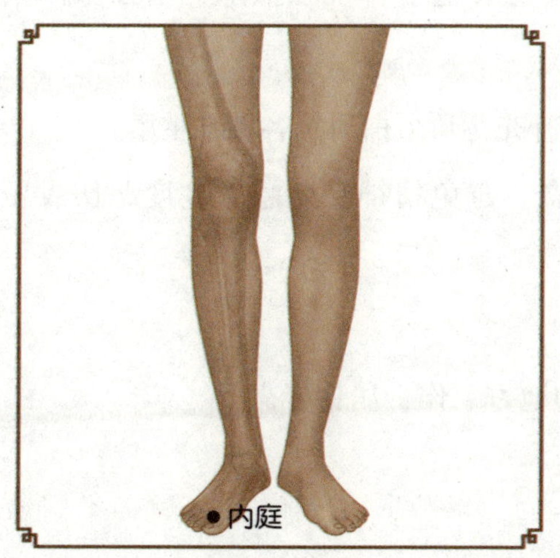

内庭

在足背，当第二、第三趾间缝纹端赤白肉际处。

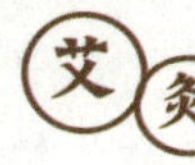

风湿性关节炎

风湿性关节炎发病在人的各个关节，关节红、肿、热、痛明显，不能活动，而且疼痛游走不定。在不同关节发作，给患者带来极大的痛苦。

◎ 症状表现

关节疼痛是主要症状，起病时可有肌肉酸痛不适、周身疲乏、食欲缺乏等症状，会有不规律性发热。

◎ 艾灸方法

取主穴大椎、阴陵泉、足三里和痛点。

腕痛加外关、合谷、阳池、腕骨、大陵；肘痛加曲池、天井、小海；肩痛加肩前、肩髃、肩髎、肩贞；膝痛加外膝眼、内膝眼、阳陵泉、鹤顶；踝关节痛加解溪、丘墟、昆仑。

采用回旋灸。将艾条点燃端对准穴位，距皮肤2～3厘米处施灸，点燃艾条，在痛点和每个穴位上往复回旋熏灸，痛点和每穴可酌情各灸15～30分钟，治疗不同关节痛时，除痛点外，主穴和配穴各选2～3个穴即可，每日1次或隔日灸1次。

◎ 预防方法

◆尽量避免感染风寒、湿热。关节处要注意保暖，不穿湿衣、湿鞋、湿袜等。

◆劳逸结合，活动与休息要适度。加强锻炼，增强身体素质。

◆注意饮食调节，适当补充优质蛋白质、各种维生素。

◆保持良好的心理状态，避免精神受刺激、过度悲伤或压抑。

◎ 易患人群

◆长期在潮湿、寒冷的地方工作、居住者。

◆从事重体力劳动者。

◆青少年。

◎ 主治穴位

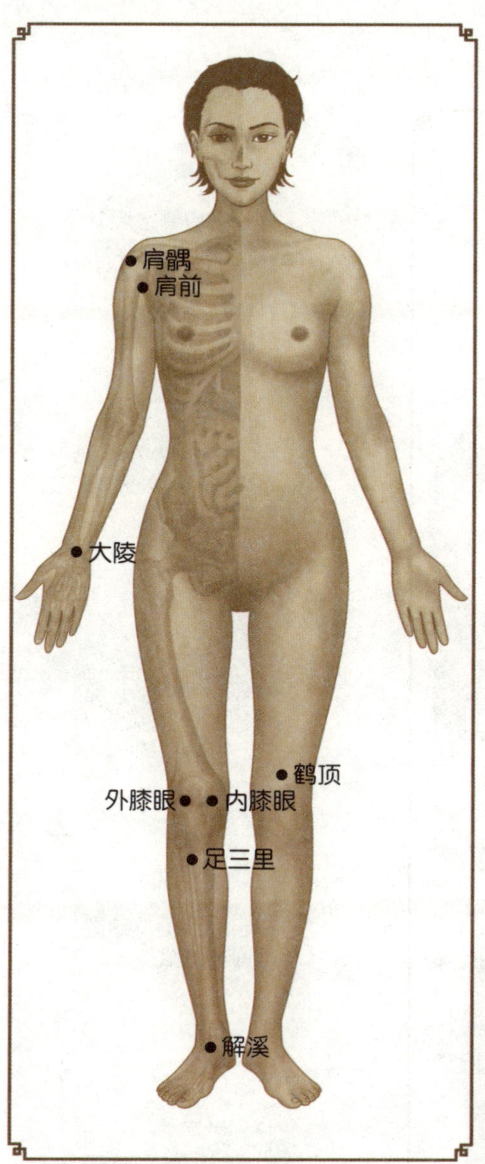

肩髃

在肩峰后下方，上臂外展平举时，肩穴后约1寸凹陷中。

肩前

正坐垂肩，腋前皱襞顶端与肩穴连线中点。

大陵

在腕掌横纹的中点处，掌长肌腱与桡侧腕屈肌腱之间。

鹤顶

在膝上部，髌底的中点上方凹陷处。

内膝眼

屈膝在髌韧带内侧凹陷处。

外膝眼

位于膝盖外侧的凹陷。

解溪

在足背与小腿交界处的横纹中央凹陷中，当拇长伸肌腱与趾长伸肌腱之间。

足三里

在小腿前外侧，犊鼻下3寸，距胫骨前缘一横指处。

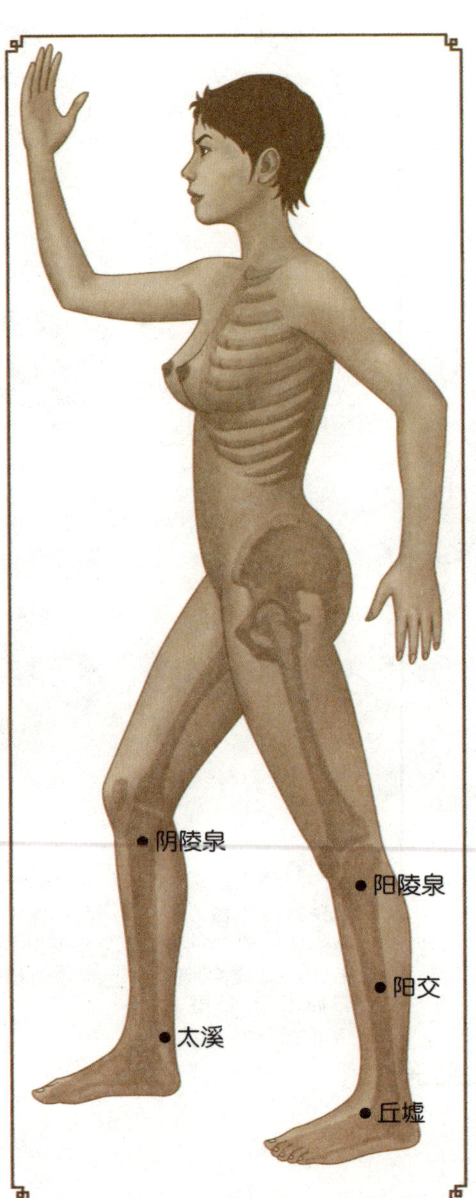

阴陵泉

在小腿内侧，胫骨内侧髁下缘凹陷中。

阳陵泉

在小腿外侧，腓骨小头前下方凹陷处。

阳交

位于人体的小腿外侧，外踝尖上7寸，腓骨后缘。

太溪

在足内踝尖与跟腱之间的凹陷处。

丘墟

在足外踝的前下方，趾长伸肌腱的外侧凹陷处。

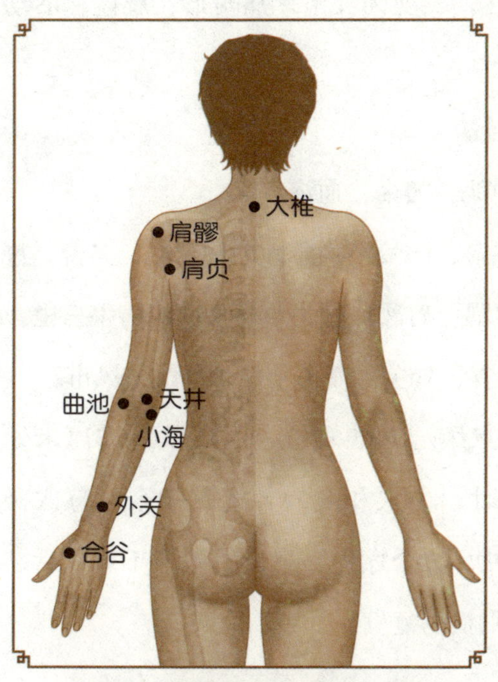

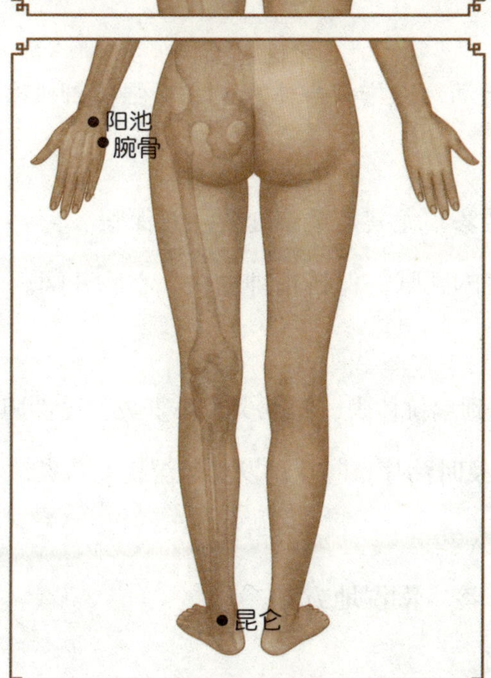

大椎

后正中线上，在第七颈椎棘突下凹陷中。

肩贞

臂内收，腋后纹头上1寸。

肩髎

当臂外展时，于肩峰后下方呈现凹陷处。

天井

位于臂外侧，屈肘时当肘尖直上1寸凹陷处。

曲池

屈肘成直角，在肘横纹桡侧端与肱骨外上髁连线中点处。

外关

在阳池与肘尖的连线上，腕背横纹上2寸，尺骨与桡骨之间。

小海

屈肘，当尺骨鹰嘴与肱骨内上髁之间凹陷处。

合谷

在手背，第一、二掌骨间，第二掌骨中点桡侧。

阳池

在腕背横纹中，指伸肌腱的尺侧缘凹陷处。

腕骨

在手掌尺侧，第五掌骨基底与钩骨之间，赤白肉际凹陷处。

昆仑

在外踝后方，外踝尖与跟腱之间的凹陷处。

类风湿性关节炎

类风湿性关节炎是一种以关节滑膜炎为特征的慢性全身性自身免疫性疾病。滑膜炎持久反复发作，可导致关节内软骨和骨的破坏，关节功能障碍，甚至残疾。

◎ 症状表现

多发生于20～40岁女性，表现为关节疼痛畸形、晨僵、活动不便等。

◎ 艾灸方法

取主穴大杼、大椎、曲池、腰俞、血海。

如果患者血沉快，加膈俞、阳陵泉；急性期加至阳、灵台、督脉上压痛点；肩关节痛加肩髃、肩髎；肘关节痛加曲池、手三里、少海；腕关节痛加阳池、合谷、外关；髋关节痛加环跳、风市。

采用温和灸。将艾条点燃端对准穴位，距皮肤2～3厘米处施灸。针对不同症状治疗时，主穴和配穴各选2～3个，每穴灸15～20分钟。每日1次，10次为1个疗程。患者的关节不痛以后，必须再巩固治疗1个月，否则极易复发。

◎ 预防方法

◆加强体育锻炼，多运动，以增强身体素质，增强抗御风寒湿邪侵袭的能力。

◆避免受风、受潮、受寒，尤其是关节处要注意保暖。

◆劳逸结合，保持充足的睡眠。保持精神愉快，心胸开阔。

◆少食高脂类食物。

◆预防和控制感染，遇到扁桃体炎、咽喉炎、鼻窦炎、慢性胆囊炎、龋齿等感染性疾病要及时治疗，防止诱发类风湿性关节炎。

◎ 易患人群

◆长期居住和工作于寒冷、潮湿地方者。

◆有该病家族遗传史者。

◆20～40岁女性。

◎ 主治穴位

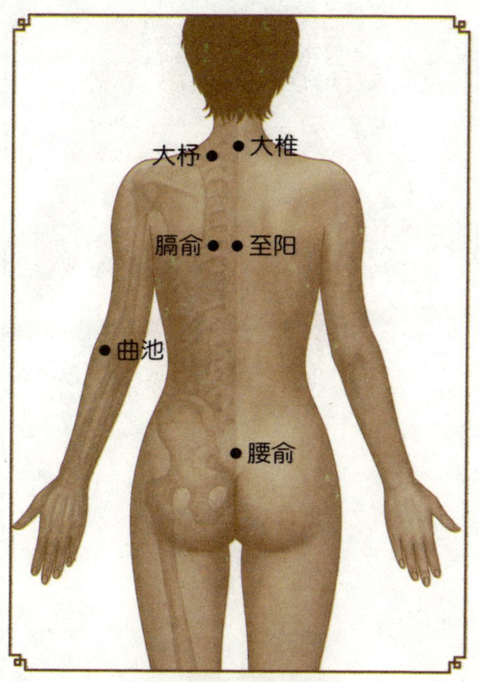

大杼

在第一胸椎棘突下，旁开1.5寸处。

大椎

后正中线上，在第七颈椎棘突下凹陷中。

膈俞

在第七胸椎棘突下，旁开1.5寸处。

至阳

后正中线上，在第七胸椎棘突下凹陷中。

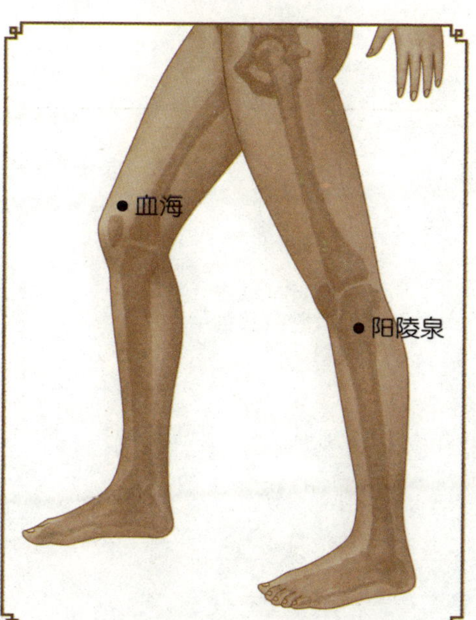

曲池

屈肘成直角，在肘横纹桡侧端与肱骨外上髁连线中点处。

腰俞

在骶部后正中线上，骶管裂孔处。

血海

屈膝，在髌骨内上缘上2寸处。

阳陵泉

在小腿外侧，腓骨小头前下方凹陷处。

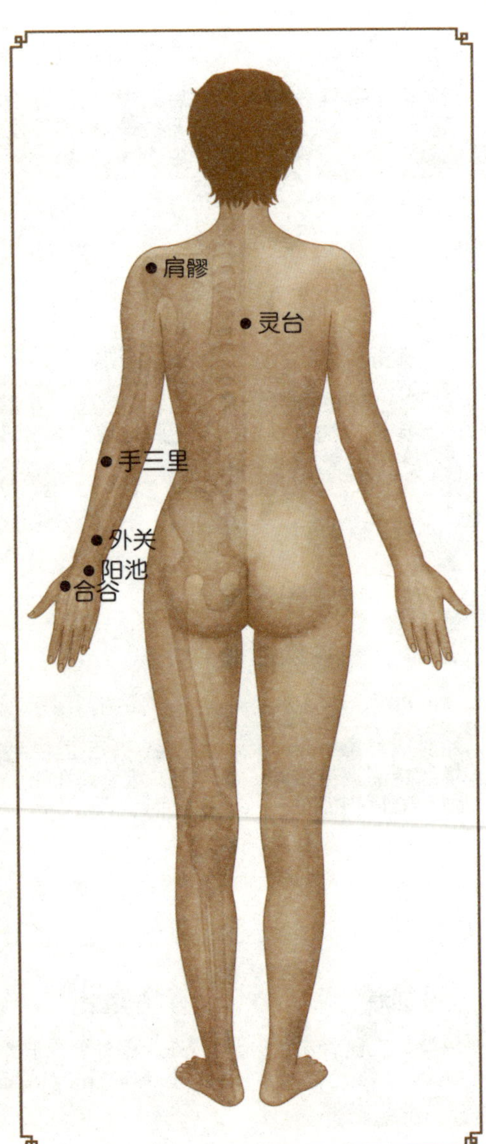

肩髎

当臂外展时，于肩峰后下方呈现凹陷处。

灵台

后正中线上，在第六胸椎棘突下凹陷中。

手三里

在阳溪与曲池连线上，曲池下2寸处。

外关

在阳池与肘尖的连线上，腕背横纹上2寸，尺骨与桡骨之间。

阳池

在腕背横纹中，指伸肌腱的尺侧缘凹陷处。

合谷

在手背，第一、二掌骨间，第二掌骨中点桡侧。

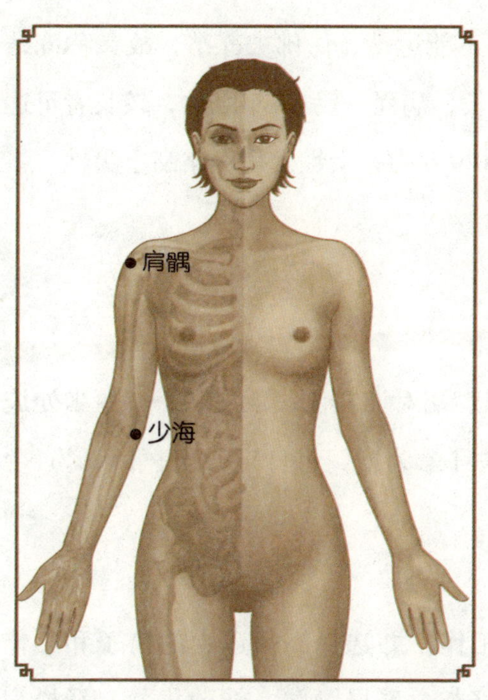

肩髃

在肩峰后下方，上臂外展平举时，当肩穴后约1寸凹陷中。

少海

屈肘，在肘横纹内侧端与肱骨内上髁连线的中点处。

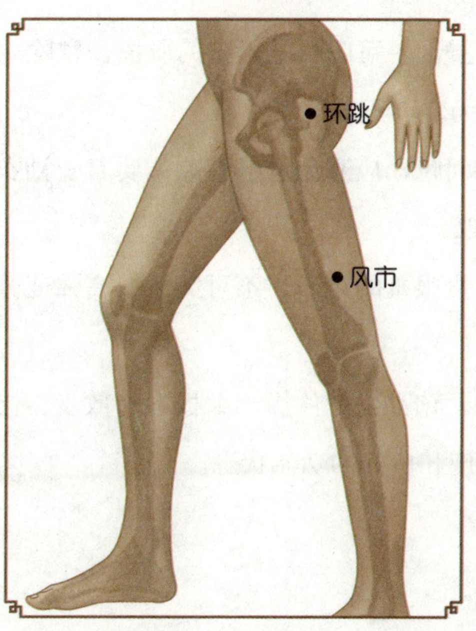

环跳

侧卧屈股，在股骨大转子高点与骶管裂孔连线的外1/3与内2/3交界处。

风市

在大腿外侧部的中线上，膝上7寸处。

肩周炎

肩周炎是肩关节周围肌肉、韧带、肌腱、滑囊、关节囊等软组织损伤、退变而引起的关节囊和关节周围软组织的一种慢性无菌性炎症。

◎ 症状表现

临床表现为肩部疼痛，不能运动，仿佛被冻结，故又称冻结肩。本病起病缓慢，病程较长，病程一般在1年以内，较长者可达到2年。本病的好发年龄在50岁左右，女性发病率略高于男性，多见于体力劳动者。

◎ 艾灸方法

取穴天宗、臂臑、外关。

采用温和灸。将艾条点燃端对准穴位，距皮肤2～3厘米处施灸，每穴灸10分钟，以皮肤红晕为度，每日1～2次，15日为1个疗程。

◎ 预防方法

◆避免长时间地伏案工作，并选择高矮适中的椅子和工作台，每工作30分钟后，最好起立舒展腰肢，转动头颈，舒松肩关节。

◆在温热的浴水中慢慢浸泡，可以松弛紧张的肌肉，祛除一天的疲劳，水温一般以40℃为宜，不可过热。

◆夏天居于开空调的房间时，应避免肩部受凉，要着长袖衣服。冬天外出时注意肩部保暖。

◆平时注意不要一次性拎很重的东西，不可突然做高强度劳作，以防肩部发生损伤。

◆坚持每日做一些运动，诸如保健体操、太极拳、散步、慢跑等，保持良好的关节柔韧度和良好的功能状态。

◎ 易患人群

◆40～70岁的中老年人。

◆重体力劳动者

◎ 主治穴位

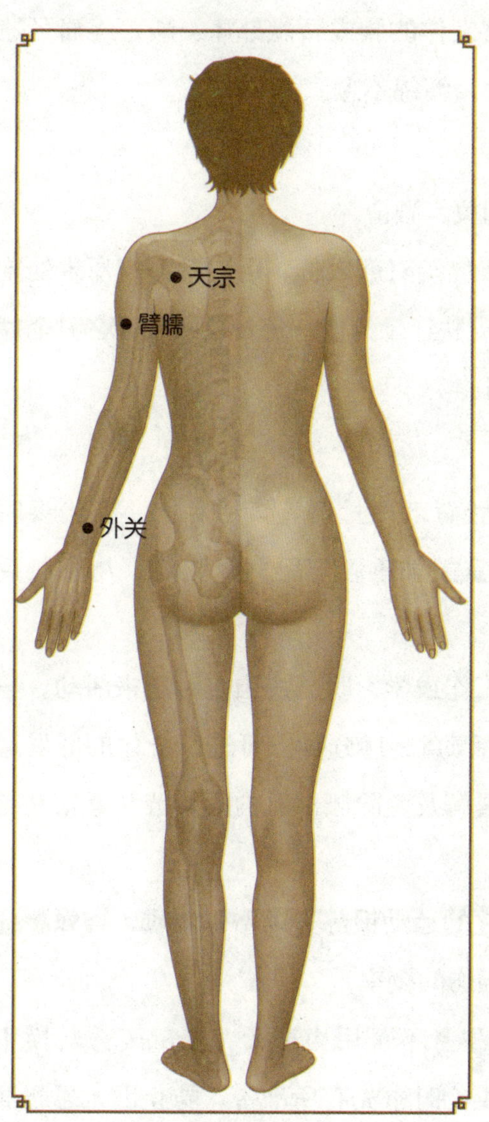

天宗

在肩胛骨冈下窝的中央。

臂臑

在曲池与肩连线上，曲池上7寸处。

外关

在阳池与肘尖的连线上，腕背横纹上2寸，尺骨与桡骨之间。

腰肌劳损

腰肌劳损又称功能性腰痛，为腰部肌肉、筋膜、韧带等的慢性损伤性炎症，是腰痛的常见原因之一。

◎ 症状表现

主要症状为长期、反复发作的腰或腰骶部痛、酸，疼痛可随气候变化或劳累程度而变化，缠绵不愈。

◎ 艾灸方法

取穴肾俞、命门、腰阳关、腰俞。

采用温和灸。将艾条点燃端对准穴位，距皮肤2～3厘米处施灸，每穴灸5～10分钟，以皮肤红晕为度。每日1次，10次为1个疗程，长期坚持，也可采用回旋灸。

◎ 预防方法

◆坐着办公或学习时腰背部尽量挺直，避免因不良坐姿时间过长而引起腰部过度负重或加重腰部肌肉紧张度，增加腰痛机会。

◆需要较长时间坐着工作或学习时，应当定时起来活动。一般坐30～45分钟就要起来活动5～10分钟。可进行身体的舒展运动，活动腰部等，这样对缓解及免除腰部肌肉的疲劳和紧张具有良好效果。

◆业余时间多参加适宜的运动锻炼，以增强体质，增强腰部力量和稳定性，减小腰部损伤的概率。

◆在劳动或运动时，注意不可用力过大，腰部姿势转换不可过猛；并要注意在提取重物时事先有所准备，防止因无思想准备，突然用力伤及腰部肌肉而引起急性腰痛。

◎ 易患人群

◆从事重体力的劳动者。

◆长期伏案工作者。

◆长期精神紧张、焦虑者。

◎ 主治穴位

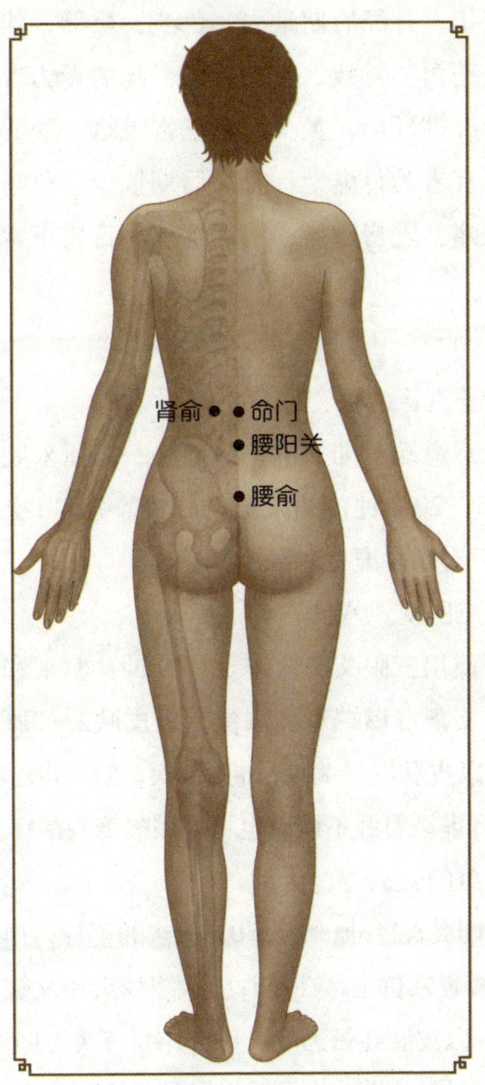

肾俞
在第二腰椎棘突下，旁开1.5寸处。

命门
第二腰椎棘突下凹陷中。

腰阳关
后正中线上，第四腰椎棘突下凹陷中。

腰俞
在骶部后正中线上，骶管裂孔处。

月经不调

月经不调是指月经的周期、时间长短、颜色、经量、质地等发生异常改变的一种妇科常见疾病。

◎ 症状表现

月经不调可见多种症状。月经后期量少、色淡、质稀，伴有眩晕、失眠、心悸、面色苍白、神疲乏力、舌淡、脉弱无力者为血虚型；月经初潮较迟、经期延后、量少、色正常或暗、腰酸背痛、舌质正常或偏淡、脉沉者为肾虚型；月经后期量少、色暗有块、排出不畅，伴少腹胀痛、乳房胁痛、精神抑郁、舌质正常或稍暗，脉弦涩者为气郁型。

◎ 艾灸方法

灸法一：取穴关元、子宫、内关、涌泉。

采用温和灸。将艾条点燃端对准穴位，距皮肤2～3厘米处施灸，关元、子宫每穴灸15～20分钟，涌泉灸10分钟。每日1次，7次为1个疗程。该法可用于治疗血虚型月经不调。

灸法二：取穴归来、三阴交、八髎。

采用温和灸。八髎可使用三眼艾灸盒施灸15分钟；归来和三阴交用手持艾条施灸，将艾条点燃端对准穴位，距皮肤2～3厘米处施灸，每穴灸10分钟，以皮肤红晕为度。每日1次，7～10次为1个疗程。该法可用于治疗肾虚型月经不调。也可采用隔姜灸治疗。

灸法三：取穴关元、命门、肩井、太冲。

采用隔姜灸。将鲜姜切成直径3厘米、厚0.3厘米的姜片，用粗针在其中央扎数个小孔，放置穴位上，在姜片上放枣核大小艾炷，点燃艾炷，每穴灸3～5壮，以皮肤红晕为度。每日1次，7次为1个疗程。该法可用于治疗气郁型月经不调。也可采用温和灸治疗。

◎ 预防方法

经期应注意保暖，忌食辛辣生冷食物，注意休息，加强营养，保持心情愉快。要防止房劳过度，经期绝对禁止性生活。

◎ 易患人群

◆过度节食的女性和受到寒冷刺激的女性。

◆长期精神压抑的女性和嗜好烟酒、起居无度的女性。

◎ 主治穴位

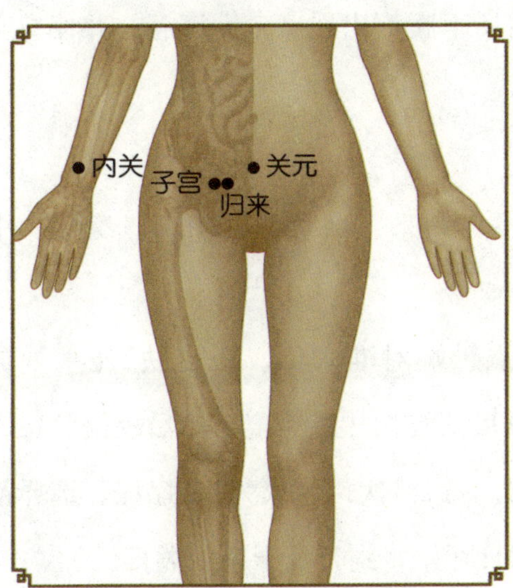

关元

在下腹部，前正中线上，脐下3寸处。

子宫

在脐下4寸（中极）旁开3寸处。

内关

在腕横纹上2寸，掌长肌腱与桡侧腕屈肌腱之间。

归来

在下腹部，当脐下4寸，前正中线旁开2寸处。

八髎

位于一、二、三、四骶后孔中，左右共八穴。

命门

第二腰椎棘突下凹陷中。

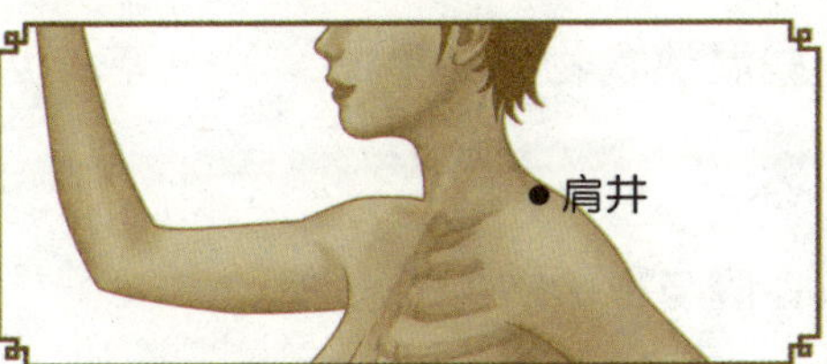

肩井

在肩上，当大椎与肩峰连线中点处。

三阴交

在小腿内侧，足内踝尖上3寸，胫骨内侧缘后方。

涌泉

在足底（去趾）前1/3处，足趾跖屈时呈凹陷中央。

太冲

在足背第一、二跖骨结合部前凹陷中。

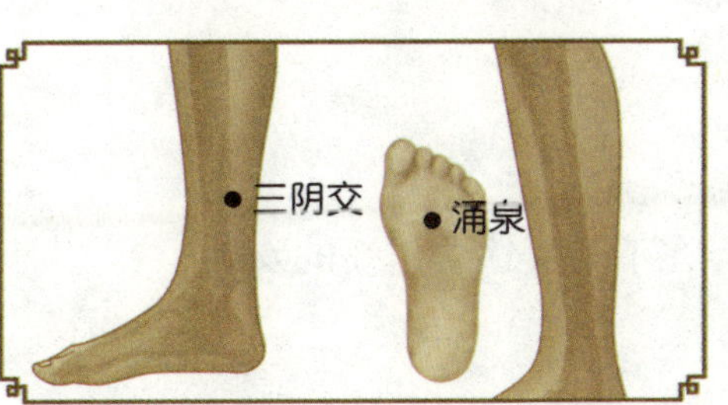

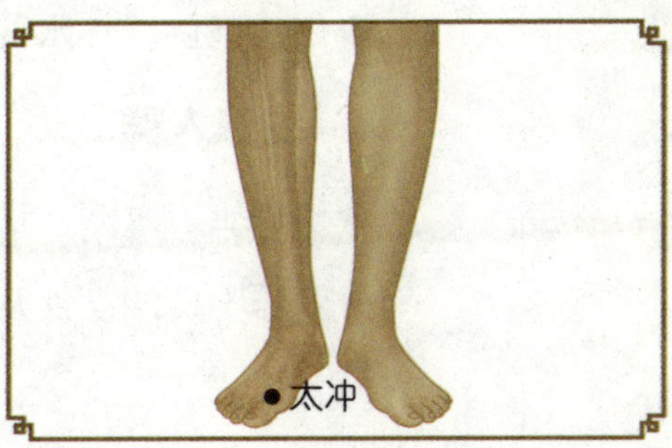

痛经

痛经是指女性在经期及其前后，出现小腹或腰部疼痛，甚至痛及腰骶。每随月经周期而发，严重者可伴恶心呕吐、冷汗淋漓、手足厥冷，甚至昏厥，给工作及生活带来影响。

◎ 症状表现

妇女行经期间或行经前后下腹部出现痉挛性疼痛，并伴有全身不适。

◎ 艾灸方法

取穴关元、气海、天枢、归来、曲骨、三阴交、次髎、中髎。

采用温和灸。将艾条点燃端对准穴位，距皮肤2厘米处施灸，每穴灸15～20分钟，以皮肤有灼热感为度；然后改俯卧位，同法灸治背面的次髎或中髎。每日1次，10次为1个疗程。选择治疗时间一般在月经来潮前数日开始，到月经干净后数日。

◎ 预防方法

◆在月经期衣着不能太单薄，要注意保暖，以利于改善全身及子宫的血液循环。

◆加强体育锻炼，增强体质，经常做一些运动，如慢跑、快步走等能调节气血、改善血液循环。

◆在饮食上适当多食一些温热食物，如牛肉、羊肉等，少食寒性食物，月经期间忌食冷饮。

◆生活中要保持愉快的心情与积极的生活态度。

◆每日坚持用热水洗脚，防止“寒从脚起”。

◎ 易患人群

◆精神压力大的女性。

◆营养不良的女性及存在不健康饮食习惯的女性。

◎ 主治穴位

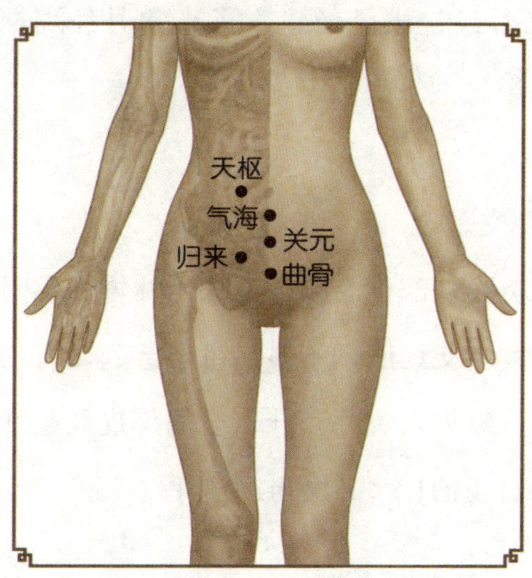

天枢

在腹中部，脐中旁开2寸处。

气海

在下腹部，前正中线上，脐下1.5寸处。

关元

在下腹部，前正中线上，脐下3寸处。

归来

在下腹部，脐下4寸，前正中线旁开2寸处。

曲骨

在耻骨联合上缘中点处，前正中线上，脐下5寸。

次髎

在髂后上棘与后正中线连线中点处，当第二骶后孔中。

中髎

在次髎穴内下方，正当第三骶后孔处。

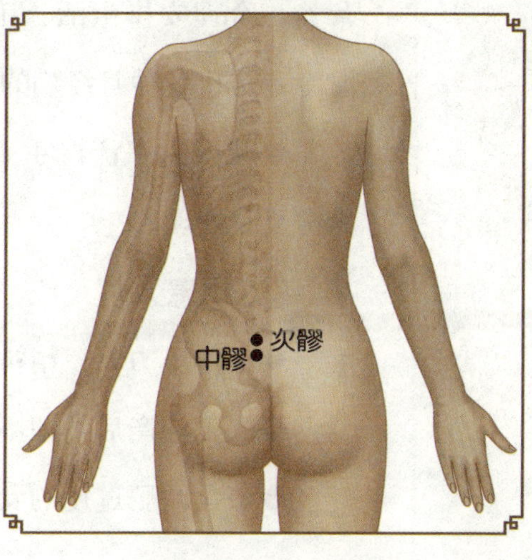

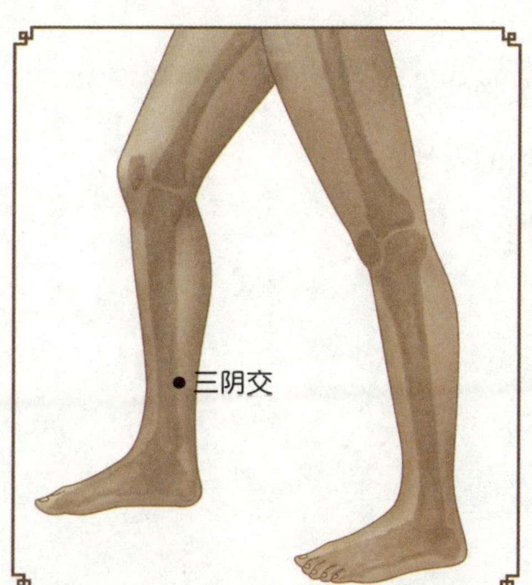

三阴交

在小腿内侧，足内踝尖上3寸，胫骨内侧缘后方。

闭经

闭经是指以女子年龄超过18周岁，月经尚未来潮，或已来潮，非怀孕而又中断3个月以上为主要表现的一种病。

◎ 症状表现

女性超过18岁仍不来月经，或已经建立了正常月经周期后，连续3个月以上不来月经。

◎ 艾灸方法

取穴关元、归来、三阴交。

采用无瘢痕灸，在所灸腧穴部位涂以少量凡士林增强黏附作用，再放上艾炷并点燃，当艾炷所剩不多，患者感到微有灼痛时，即更换艾炷再灸，一般每穴灸3～5壮，至局部皮肤起红晕而不起疱为度。隔日或3日灸治1次，5次为1个疗程。

◎ 预防方法

◆注意经期卫生，由于月经期间身体抵抗力较弱，应注意营养，合理安排生活、工作，避免精神紧张、精神刺激和风寒湿冷，防止各种月经病的发生。

◆减少人工流产手术，正确掌握口服避孕药的应用，发现异常及时处理。

◎ 易患人群

◆工作压力大、精神紧张的女性。

◆人工流产后护理不当的女性。

◆节食减肥过度的女性。

◎ 主治穴位

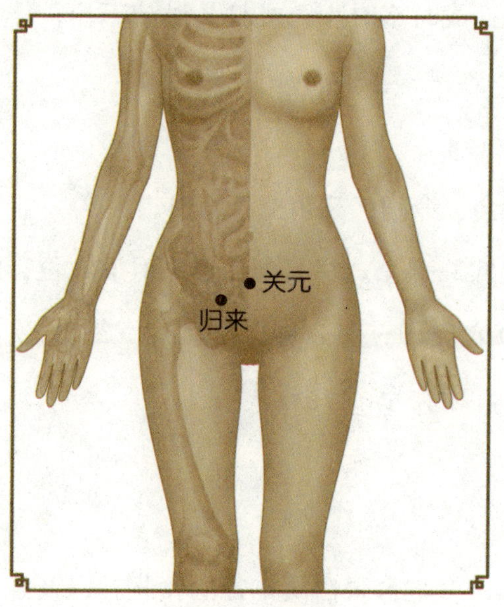

关元

在下腹部，前正中线上，脐下3寸处。

归来

在下腹部，当脐下4寸，前正中线旁开2寸处。

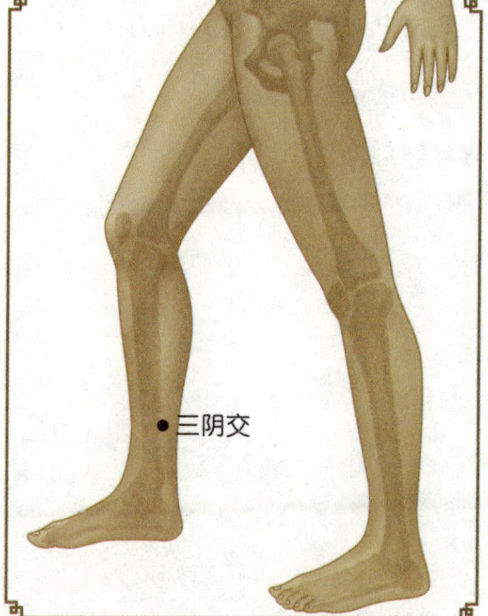

三阴交

在小腿内侧，足内踝尖上3寸，胫骨内侧缘后方。

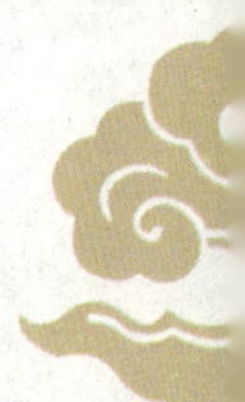

崩漏

崩漏是指女性非周期性子宫出血，其发病急骤，暴下如注，大量出血者为『崩』；病势缓，出血量少，淋漓不绝者为『漏』。临床多以崩漏并称。

◎ 症状表现

崩漏时可见出血量多，或时多时少，或日久淋漓不止，伴头晕、心慌、腰酸腿软等。

◎ 艾灸方法

取穴大敦、关元、百会、命门、三阴交、隐白。

采用温和灸。每次选穴3～4个。将艾条点燃端对准穴位，距皮肤2～3厘米处施灸，每穴灸10～15分钟。出血时，每日2次；止血后每日1次或隔日1次，10次为1个疗程。

◎ 预防方法

◆注意身体保健。

◆饮食上要增加营养，多吃含蛋白质丰富的食物，以及蔬菜和水果。

◆在生活上劳逸结合，不参加重体力劳动和剧烈运动，睡眠要充足，精神愉快，不要在思想上产生不必要的压力。

◆在医生的指导下，应用药物进行止血。

◆恢复卵巢功能，调节月经周期。

◎ 易患人群

◆青春期女性。

◆更年期女性。

◎ 主治穴位

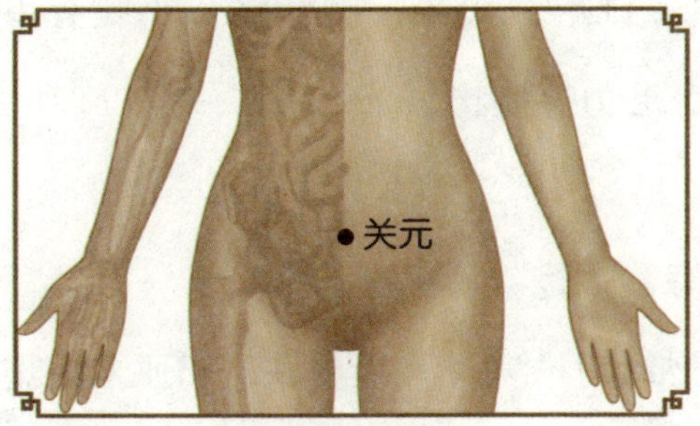

大敦

在足大趾外侧端，趾甲角旁0.1寸处。

关元

在下腹部，前正中线上，脐下3寸处。

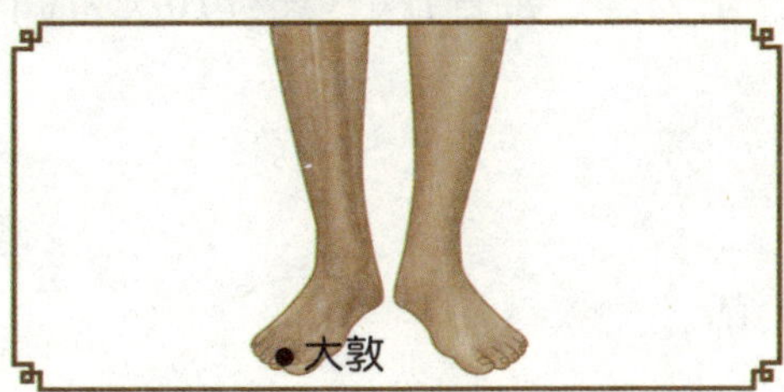

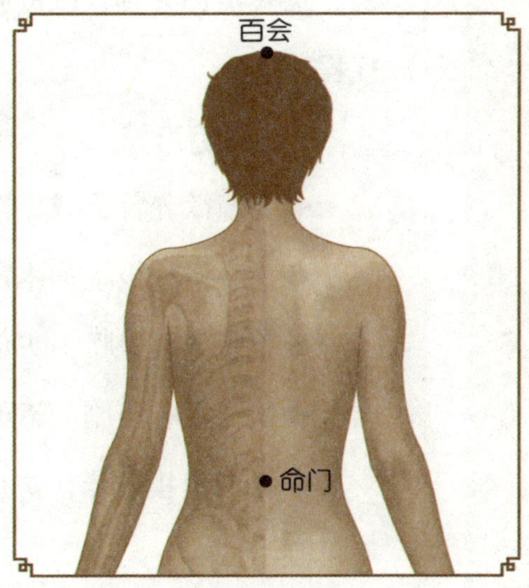

百会

在后发际正中直上7寸处。

命门

第二腰椎棘突下凹陷中。

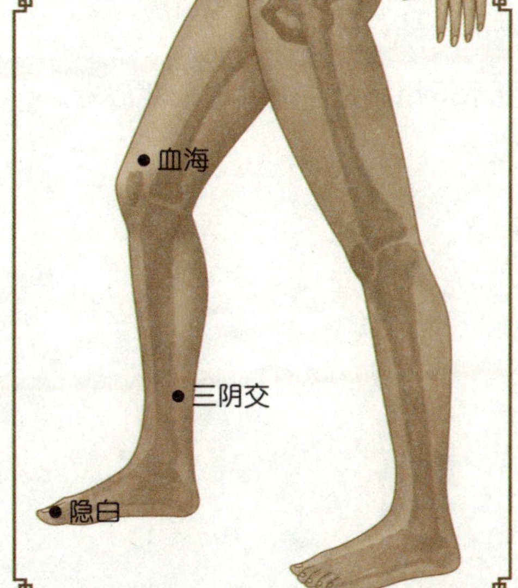

隐白

在足大趾末节内侧，趾甲角旁0.1寸处。

血海

屈膝，在髌骨内上缘上2寸处。

三阴交

在小腿内侧，足内踝尖上3寸，胫骨内侧缘后方。

带下病

如果女性阴道分泌物增多，且连续不断，色黄或色白，或黏稠如脓，或清稀如水，气味腥臭，均是带下病。

◎ 症状表现

带下病患者常伴有心烦、口干、头晕、腰酸痛，小腹有下坠、胀痛感，阴部瘙痒，全身乏力等症状。

◎ 艾灸方法

取穴带脉、三阴交、气海、中脘、足三里。

采用温和灸。将艾条点燃端对准穴位，距皮肤2～3厘米处施灸，每穴灸15分钟，以皮肤红晕为度。每日1次，连续10次为1个疗程。

◎ 预防方法

◆要节欲养肾，减少性生活。

◆平时应积极参加体育锻炼，增强体质。

◆下腹部要保暖，防止风寒之邪入侵。

◆饮食要有节制，不可过食辛冷刺激之品，以免伤及脾胃。

◆经期禁止游泳，防止病菌上行感染；浴具要与他人分开，不可混用。

◆注意个人卫生，勤换勤洗内裤。

◆沐浴时提倡淋浴，尽量不适用浴盆，尤其在公共浴室。

◎ 易患人群

◆身体肥胖、月经不规律者。

◆中老年女性。

◎ 主治穴位

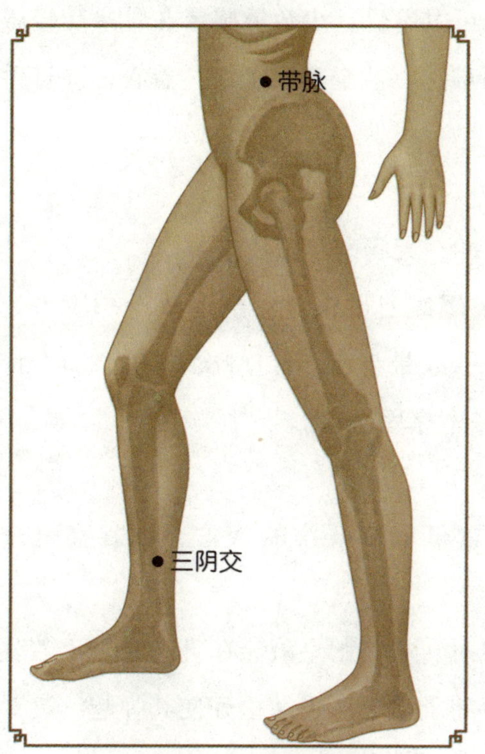

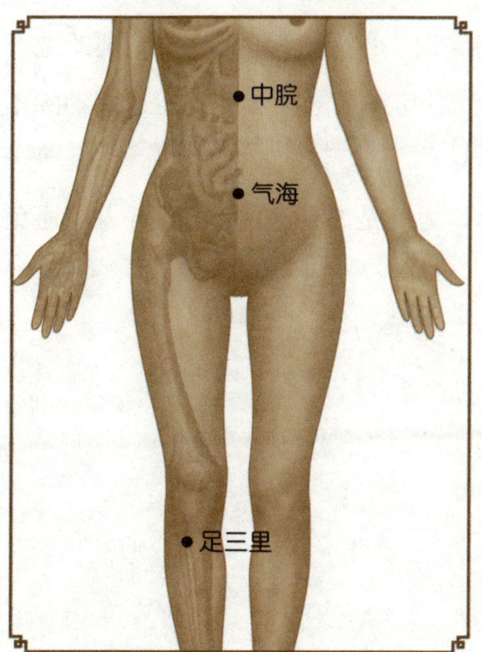

带脉

在第十一肋端直下平脐处。

三阴交

在小腿内侧，足内踝尖上3寸，胫骨内侧缘后方。

中脘

在上腹部，前正中线上，脐上4寸处。

气海

在下腹部，前正中线上，脐下1.5寸处。

足三里

在小腿前外侧，犊鼻下3寸，距胫骨前缘一横指处。

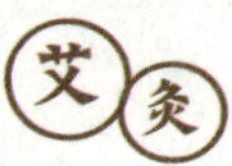

经前乳房胀痛

有2/3以上的女性在月经来潮前有双乳胀痛或其他不适感，整个乳房胀满、发硬、压痛，原有的颗粒状或结节感更为明显，这属于正常生理现象。

◎ 症状表现

多数女性胀痛不严重，可以忍受；少数敏感者在乳房受轻微的震动或碰撞时即感到胀痛难忍，甚至不敢走路、着衣，终日手托双乳。

◎ 艾灸方法

取穴中脘、足三里、太冲、大肠俞、阳陵泉。

采用温和灸。将艾条点燃端对准穴位，距皮肤2～3厘米处施灸，每穴灸30分钟，以皮肤红晕为度。每日1次，10次为1个疗程。休息3日后，再进行下一个疗程。

◎ 预防方法

◆改变饮食习惯。多食低脂高纤维的饮食，如谷类（全麦）、蔬菜及豆类。

◆经常按摩乳房。按摩时，先将肥皂液涂在乳房上，沿着乳房表面旋转按压，然后用手将乳房下压迅速松开使其弹起，这对防止乳房不适有极大的好处。

◆穿稳固的胸罩。胸罩除了防止乳房下垂外，更重要的是有托举作用，可防止已受压迫的乳房神经进一步受到压迫，消除不适。

◆尽量不吃太咸的食物，尤其是月经来潮前的7日尤应避免过食咸物。

◎ 易患人群

◆心情抑郁、容易上火的女性。

◎ 主治穴位

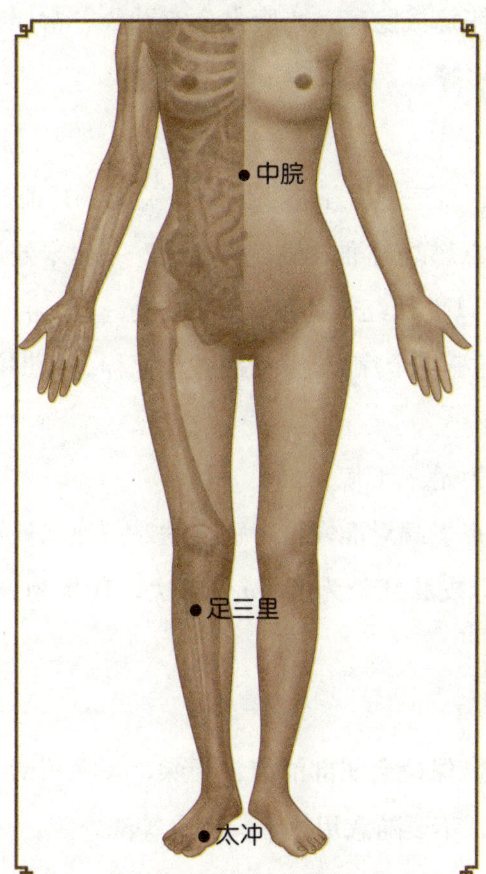

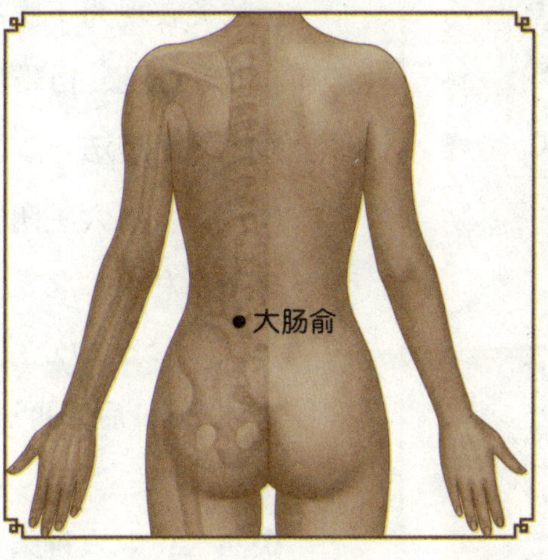

中脘

在上腹部，前正中线上，脐上4寸处。

足三里

在小腿前外侧，犊鼻下3寸，距胫骨前缘一横指处。

太冲

在足背第一、二跖骨结合部前凹陷中。

大肠俞

在第四腰椎棘突下，旁开1.5寸处。

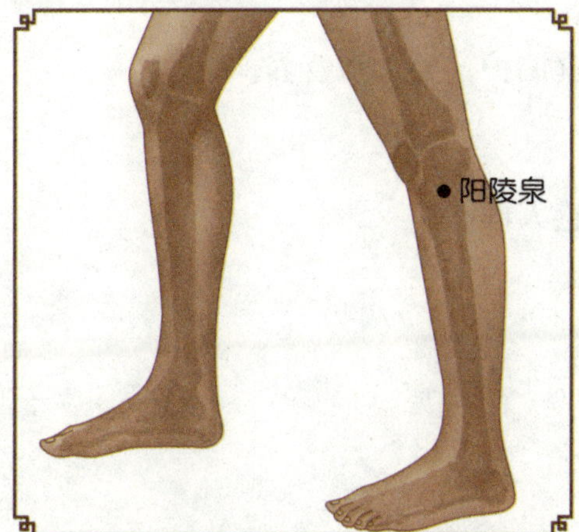

阳陵泉

在小腿外侧，腓骨小头前下方凹陷处。

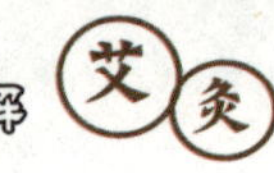

盆腔炎

盆腔炎是一种妇科的常见病，是指女性盆腔生殖器官、子宫周围的结缔组织及盆腔腹膜的炎症。

◎ 症状表现

盆腔炎表现为下腹部胀痛或隐痛，小腹自觉有肿块，常伴有腰痛、月经紊乱、白带增多等。

◎ 艾灸方法

灸法一：取穴三阴交、足三里、子宫、归来、关元、肾俞。

采用温和灸。将艾条点燃端对准穴位，距皮肤2～3厘米处施灸，每穴灸15～20分钟，以皮肤红晕为度。每日1次，7次为1个疗程，休息3日后，再进行第二个疗程，一般灸2个疗程。经期停灸。

灸法二：取穴神阙、关元、气海。

采用温和灸。将艾条点燃端对准穴位，距皮肤2～3厘米处施灸，每穴灸5～10分钟，以皮肤红晕为度。每日1次，10次为1个疗程。经期停灸。

◎ 预防方法

◆杜绝各种感染途径，保持会阴部清洁、干燥，每晚用清水清洗外阴，做到专人专盆，不要随意用热水、肥皂等洗外阴。

◆月经期、人工流产术后一定要禁止性生活，禁止游泳、盆浴。

◆女性朋友要注意饮食调护，要加强营养。

◎ 易患人群

◆30岁左右女性为易感人群。

◎ 主治穴位

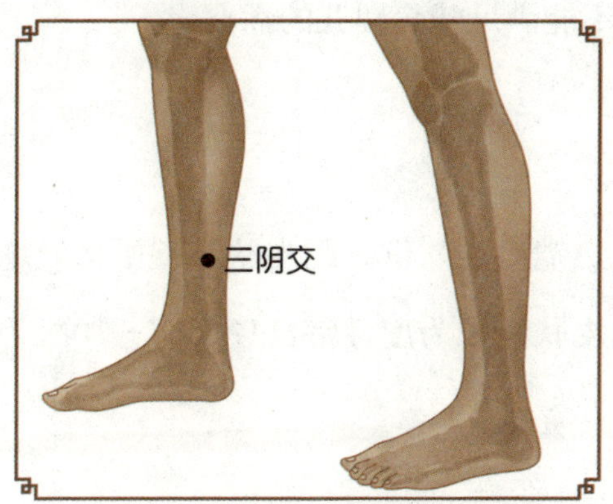

三阴交

在小腿内侧，足内踝尖上3寸，胫骨内侧缘后方。

神阙

在肚脐中央。

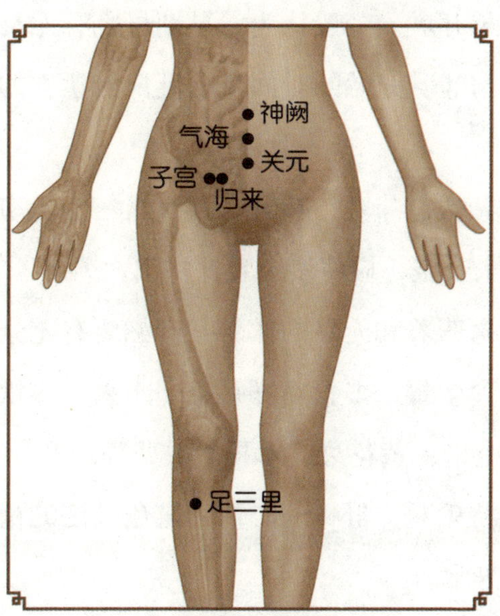

气海

在下腹部，前正中线上，脐下1.5寸处。

关元

在下腹部，前正中线上，脐下3寸处。

子宫

在脐下4寸（中极）旁开3寸处。

归来

在下腹部，脐下4寸，前正中线旁开2寸处。

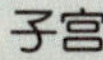

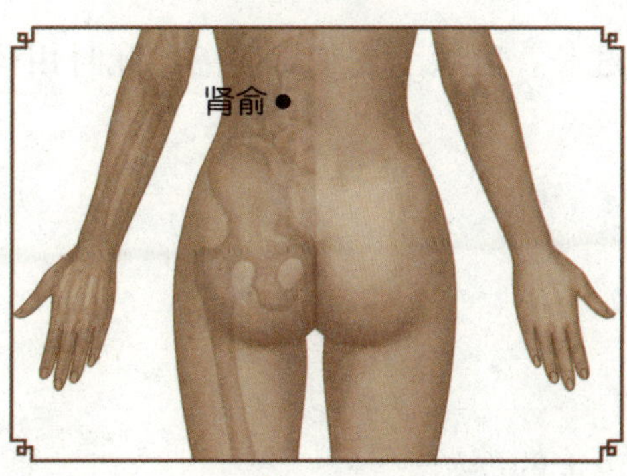

足三里

在小腿前外侧，犊鼻下3寸，距胫骨前缘一横指处。

肾俞

在第二腰椎棘突下，旁开1.5寸处。

产后缺乳

产后缺乳是指产妇在产后2～10日内没有乳汁分泌或分泌乳量过少，或者在产褥期、哺乳期内乳汁正行之际，乳汁分泌减少或全无，不够喂哺婴儿。

◎ 症状表现

产妇乳汁甚少或全无，不能满足哺育婴儿的需要。

◎ 艾灸方法

取穴膻中、乳根、少泽。

采用温和灸。将艾条点燃端对准穴位，距皮肤2～3厘米处施灸，每穴灸10～20分钟，以皮肤红晕为度。每日1次，7～10次为1个疗程。

◎ 预防方法

◆产后应母婴同室，及早开乳。一般认为，早期母乳有无及泌乳量多少，在很大程度上与哺乳开始的时间及泌乳反射建立的迟早 有关。

◆养成良好的哺乳习惯。按需哺乳，哺乳时，应当一侧乳房吸空后再吸另一侧。若乳儿未吸空，应将多余乳汁挤出。

◆要保证产妇合理的饮食营养和充足的休息。产妇要有充分的睡眠和足够的营养，要少食多餐，多食新鲜蔬菜、水果，多饮汤水，多食催乳食品，如花生米、黄花菜、木耳、香菇等。

◆调整情绪。产妇宜保持乐观、舒畅的心情，避免过度的精神刺激，而致乳汁分泌发生异常。

◆及早治疗。发现乳汁较少，要及早治疗，一般在产后10日内治疗效果较好。拖延时间过长，乳腺上皮细胞萎缩，此时用药往往疗效不佳。

◎ 易患人群

◆心情忧郁、烦恼的产妇。

◆产后出血过多的产妇。

◆睡眠不足、精神压力过大的产妇。

◎ 主治穴位

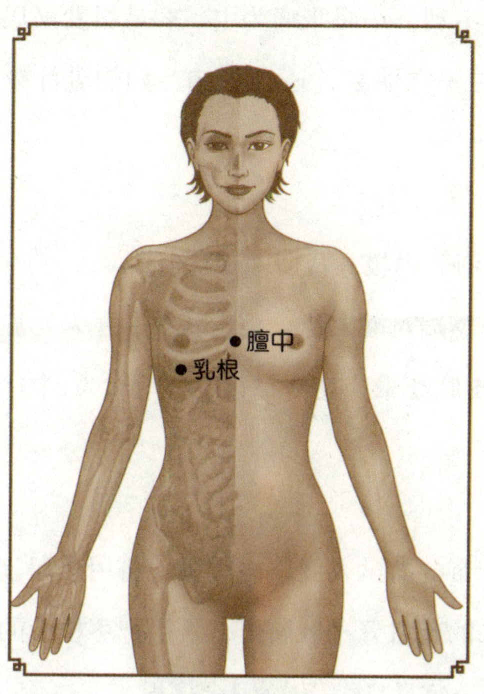

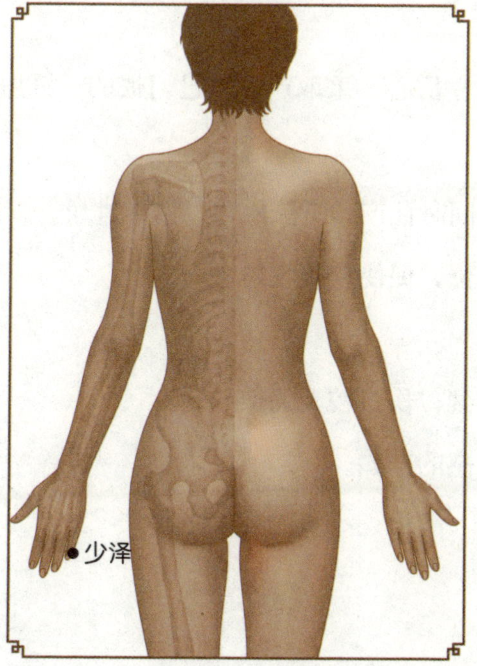

膻中

在胸部正中线上，平第四肋间隙处。

乳根

在胸部，乳房根部，当乳头直下，第五肋间隙，前正中线旁开4寸处。

少泽

在小指尺侧端，指甲根角旁0.1寸处。

产后尿潴留

尿潴留是产褥期常见的不适病症，产妇在顺产后4～6小时就可以小便了，但如果在分娩8小时后甚至在月子中，仍然不能正常地将尿液排出，并且膀胱还有饱胀感则为产后尿潴留。

◎ 症状表现

产后排尿异常，以小便不利、小腹胀痛为主，容易引发泌尿系统感染，从而不利于产妇子宫恢复，还会影响产妇的乳汁分泌。

◎ 艾灸方法

灸法一：取穴神阙、气海、中极、肾俞、膀胱俞。

采用温和灸。将艾条点燃端对准穴位，距皮肤2～3厘米处施灸，每穴灸5～10分钟，以皮肤红晕为度。每日1次，7次为1个疗程。

灸法二：取穴神阙。

采用间接灸。取适量炒黄的盐纳入肚脐内填满，将用葱泥制成的直径3厘米、厚0.3厘米的葱饼置于肚脐上，最后把枣核大的艾炷放在葱饼上，灸2～4壮。每日1次，7次为1个疗程。

◎ 预防方法

◆让产妇精神放松，树立信心，采取产妇自己习惯的、舒服的排尿体位。

◆用温水冲洗外阴部，同时让产妇听流水声以诱导排尿。

◆用热水袋热敷膀胱部位，促使膀胱收缩。

◎ 易患人群

◆生产时会阴侧切或撕裂，伤口较大的产妇。

◆生产时心理产生恐惧感的产妇。

◎ 主治穴位

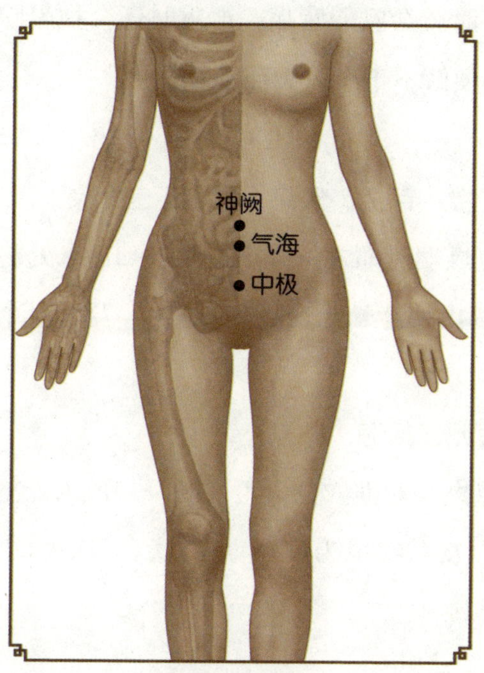

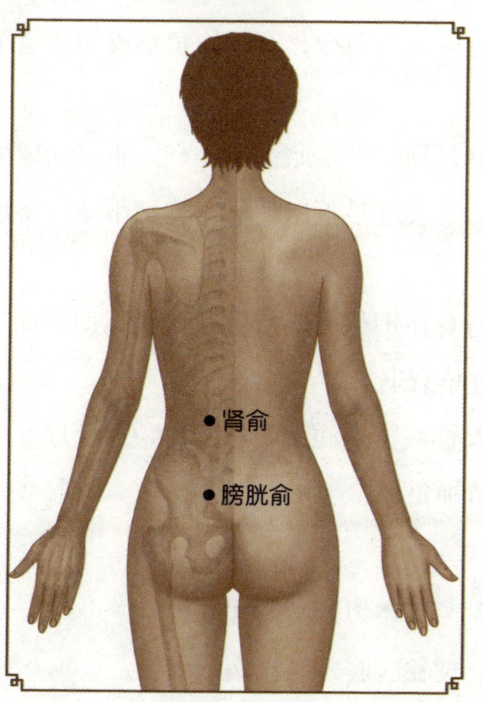

神阙

在肚脐中央。

气海

在下腹部，前正中线上，脐下1.5寸处。

中极

在下腹部正中线上，当脐下4寸处。

肾俞

在第二腰椎棘突下，旁开1.5寸处。

膀胱俞

第二骶椎棘突下，旁开1.5寸，平第二骶后孔处。

子宫脱垂

子宫脱垂是指子宫从正常位置沿阴道下降，宫颈外口达到坐骨棘水平以下，甚至子宫全部脱出阴道口以外。

◎ 症状表现

患者小腹有下坠感，平时就会腰酸背痛，严重时还会拖累膀胱及直肠，出现有尿频、小便解不干净或大便不顺之感。

◎ 艾灸方法

灸法一：取穴关元、子宫、百会、气海、维胞、三阴交。

采用温和灸。将艾条点燃端对准穴位，距皮肤2～3厘米处施灸，每穴灸20分钟左右，以皮肤红晕为度，每日1次，7次为1个疗程。

灸法二：取穴百会、关元、气海、归来。

采用温和灸。将艾条点燃端对准穴位，距皮肤2～3厘米处施灸，每穴灸20分钟左右，以皮肤红晕为度，每日1次，7次为1个疗程。

◎ 预防方法

◆女性进行体力劳动时应量力而行，过度的负重或用力是子宫脱垂的重要原因之一。

◆做好女性的孕期保健，预防发生胎位性难产。正确处理分娩各产程，防止产伤。产后不要过早下床活动，特别不能过早地参加重体力劳动。

◆注意营养，适当进行身体锻炼，坚持做肛提肌运动锻炼，以防子宫组织过度松弛或过早衰退。

◆更年期女性及老年女性应特别注意劳逸结合，避免过度疲劳，保持心情舒畅，减少精神负担。

◎ 易患人群

◆生育过多、过早，参与重体力劳动的女性。

◆患有长期慢性咳嗽、便秘、腹水等疾病的女性。

◆长期从事蹲、站立体位的女性

◎ 主治穴位

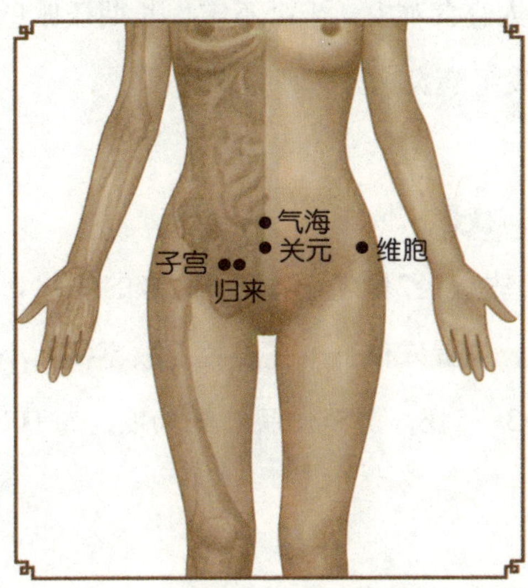

关元

在下腹部，前正中线上，脐下3寸处。

子宫

在脐下4寸（中极），旁开3寸处。

归来

在下腹部，脐下4寸，前正中线旁开2寸处。

百会

在后发际正中直上7寸处。

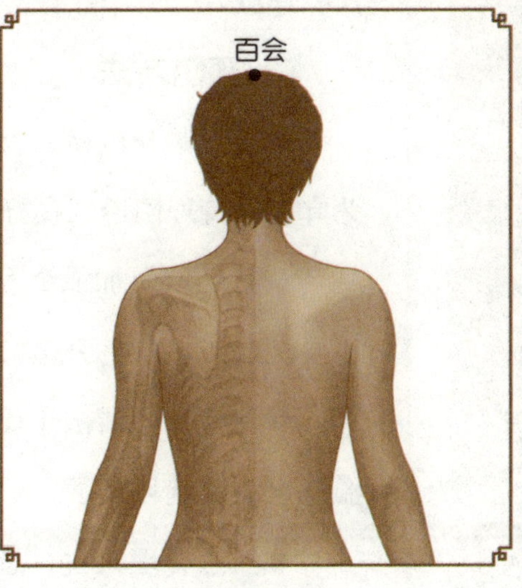

气海

在下腹部，前正中线上，脐下1.5寸处。

维胞

在髂前上棘下方凹陷处；或于维道斜下1寸处取穴。

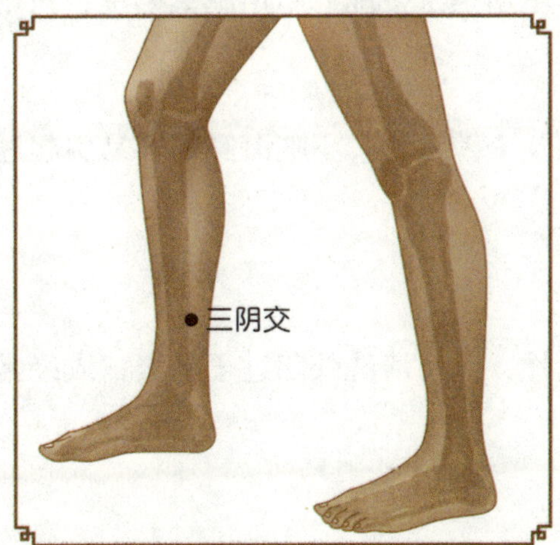

三阴交

在小腿内侧，足内踝尖上3寸，胫骨内侧缘后方。

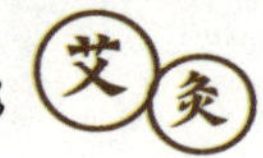

外阴瘙痒

外阴瘙痒是妇科疾病中很常见的一种症状，外阴是特别敏感的部位，多发生于阴蒂、小阴唇，也可波及大阴唇、会阴和肛周。

◎ 症状表现

患者外阴瘙痒难忍，使人寝食难安，坐卧不宁，长期搔抓患部，可出现抓痕、血痂或继发毛囊炎。

◎ 艾灸方法

取穴关元、子宫、归来、横骨、带脉、三阴交。

采用隔姜灸。将鲜姜切成直径2厘米、厚0.3厘米的姜片，用粗针在其中央扎数个小孔，放置穴位上，在姜片上放枣核大小的艾炷，点燃施灸，每穴灸3～5壮，灸至皮肤红晕为度。每日1次，连续7次为1个疗程。

◎ 预防方法

◆不穿紧身内裤。女性所穿内裤须宽松、透气，并以棉制品为宜，保持外阴透气良好。内裤清洗需使用内裤清洗液。

◆月经期间加强个人卫生，行经期间勤换卫生巾，勤清洗。不要洗盆浴，以免引起感染。

◆保持外阴清洁干燥，不用热水烫洗，不用肥皂擦洗，只用温开水清洗就可以了。

◆注意合理饮食，忌酒及辛辣食物，不吃海鲜等容易引起过敏的药物。

◎ 易患人群

◆有不良卫生习惯的女性，以及清洗外阴过于频繁，或经常使用碱性强的肥皂的女性。

◆月经前或妊娠期女性。

◎ 主治穴位

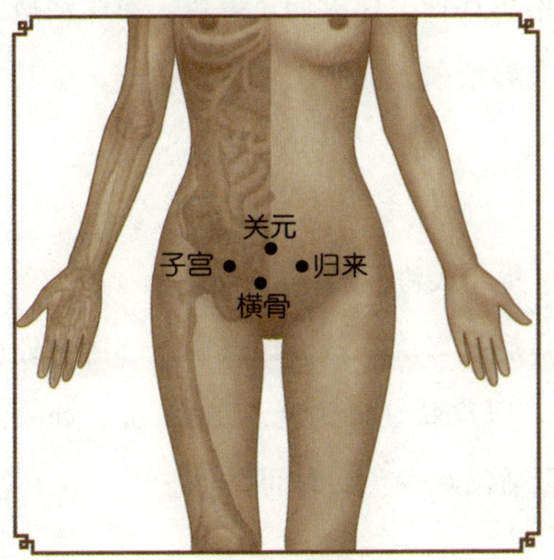

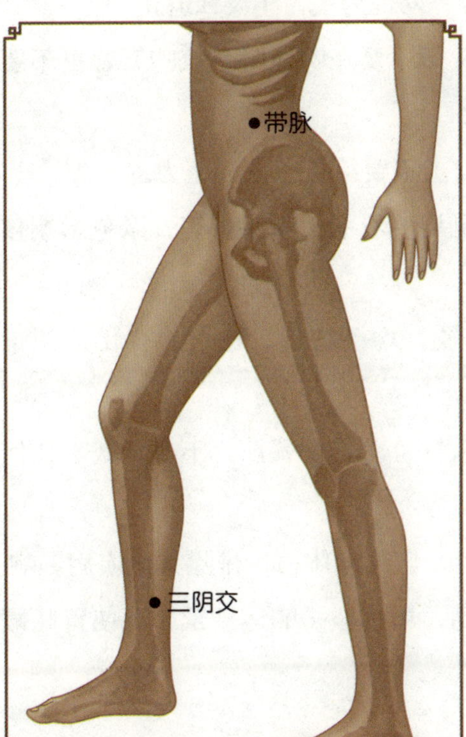

关元

在下腹部，前正中线上，脐下3寸处。

子宫

在脐下4寸（中极），旁开3寸处。

归来

在下腹部，脐下4寸，前正中线旁开2寸处。

横骨

在耻骨联合上缘，当脐下5寸，前正中线旁开0.5寸处。

带脉

在第十一肋端直下平脐处。

三阴交

在小腿内侧，足内踝尖上3寸，胫骨内侧缘后方。

小儿厌食症

小儿厌食症指小儿较长时期食欲减退或消失的一种常见病症。

◎ 症状表现

小儿缺乏进食欲望，不思饮食，伴有面色发黄、形体消瘦、精神劳倦等情况，严重的会导致孩子身高、体重不达标，生长发育受到严重影响。

◎ 艾灸方法

取穴中脘、神阙、足三里、大椎、脾俞、胃俞。

采用温和灸。将艾条点燃端对准穴位，距皮肤2～3厘米处施灸，每穴各灸10～15分钟，以皮肤红晕为度。每日1次。如果治疗中孩子感觉不适应，可以适当减少灸治时间。

◎ 预防方法

◆孩子吃饭时应以引导、劝说为主，不要强迫。

◆吃饭时注意气氛，父母不要在吃饭时争执吵架，更不要在吃饭时训斥、体罚孩子。

◆在平时的生活和学习上不要给孩子太大压力。

◆孩子吃饭时不要看电视、看书、看手机等，以免影响孩子进食。

◆孩子吃饭应定时定量，均衡膳食，饮食多样化，纠正偏食、挑食的坏习惯。

◆控制孩子零食的摄入量，尤其是餐前，不要让其吃任何零食。

◆孩子出现厌食症状时，应注意体检，排除其他疾病影响。

◆让孩子到户外多运动，增加孩子的运动量，可使胃肠蠕动加快，增进食欲。

◎ 易患人群

◆平时饮食不规律的儿童。

◆免疫力较低，容易生病的儿童。

◎ 主治穴位

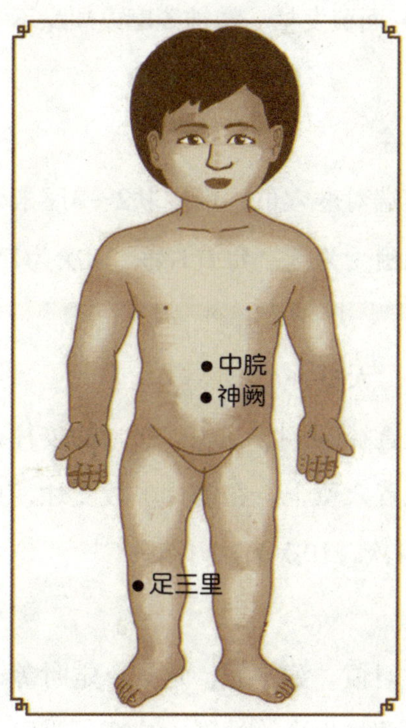

中脘

在上腹部，前正中线上，脐上4寸处。

神阙

在肚脐中央。

足三里

在小腿前外侧，犊鼻下3寸，距胫骨前缘一横指处。

大椎

后正中线上，在第七颈椎棘突下凹陷中。

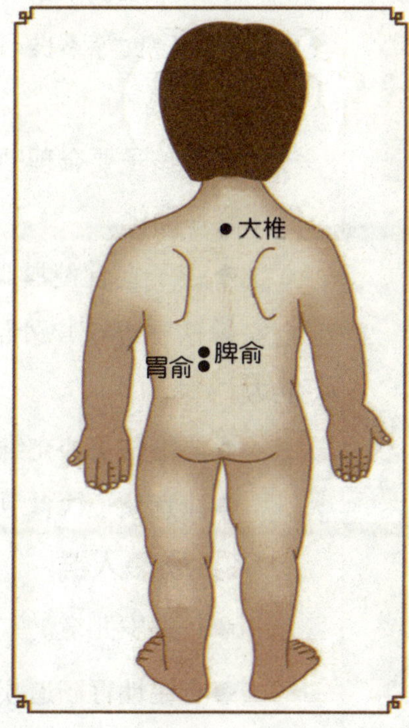

脾俞

在第十一胸椎棘突下，旁开1.5寸处。

胃俞

在第十二胸椎棘突下，旁开1.5寸处。

小儿疳积

小儿疳积是小儿时期的一种常见病。一般是由于喂养不当或由多种疾病的影响，使脾胃受损。

◎ 症状表现

幼儿形体消瘦、饮食异常、面黄发枯、精神萎靡或烦躁不安。

◎ 艾灸方法

灸法一：取穴足三里、合谷。

采用温和灸。将艾条点燃端对准穴位，距皮肤2～3厘米处施灸，每穴灸10分钟，以小儿能耐受为度。每日1次，10次为1个疗程

灸法二：取穴神阙、中脘、天枢。

采用隔姜灸。将鲜姜切成直径2厘米、厚0.3厘米的姜片，用粗针在其中央扎数个小孔，放置穴位上，在姜片上放艾炷，点燃施灸。每穴施灸3～4壮。每日1次，10次为1个疗程。

◎ 预防方法

◆要养成孩子良好的饮食习惯，如定质、定量、定时等，纠正偏食和嗜食等不良习惯，并忌吃生冷、油腻、咸寒等难以消化的食物。

◆对孩子要合理喂养，注意营养补充，食物加工达到烂熟，以便容易消化。

◆孩子宜食健脾助消化食物，如山楂及山楂制品等，并适当安排孩子进行户外活动及身体锻炼，以增进食欲，提高消化能力。

◆要给孩子补充维生素，多食含锌食物。

◆注意孩子饮食卫生，预防各种肠道传染病和寄生虫病。

◎ 易患人群

◆1～5岁儿童。

◆有慢性胃肠道疾病的儿童。

◎ 主治穴位

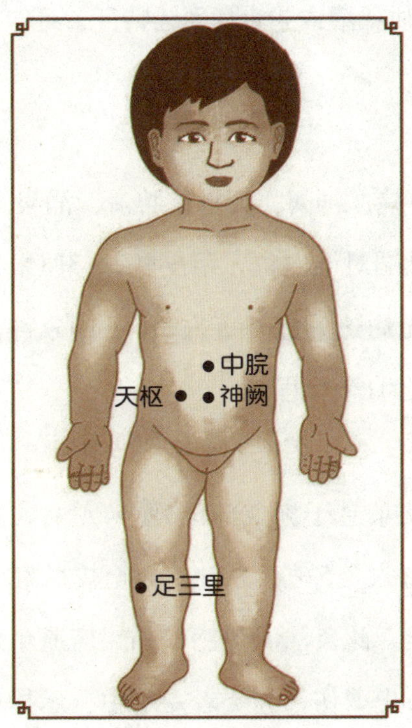

中脘

在上腹部，前正中线上，脐上4寸处。

神阙

在肚脐中央。

天枢

在腹中部，脐中旁开2寸处。

足三里

在小腿前外侧，犊鼻下3寸，距胫骨前缘一横指处。

合谷

在手背，第一、二掌骨间，第二掌骨中点桡侧。

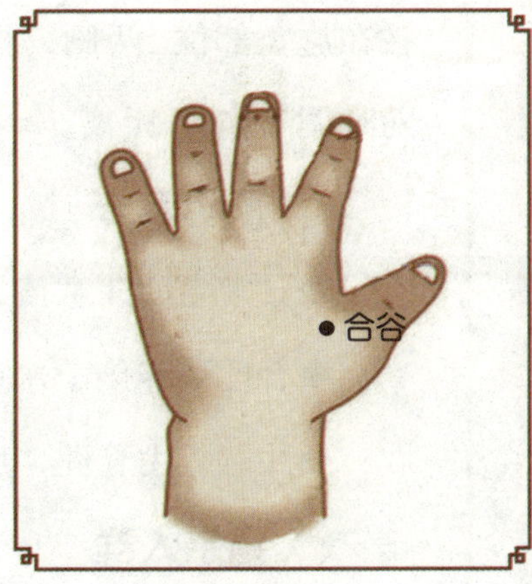

小儿腹泻

小儿腹泻是婴幼儿期的一种急性胃肠功能紊乱，以腹泻、呕吐为主的综合征，以夏秋季节发病率最高。

◎ 症状表现

以幼儿大便次数增多、粪质稀薄或为水样便为特征，可伴有发热、呕吐、腹痛等症。

◎ 艾灸方法

灸法一：取穴足三里、中脘、神阙、天枢、脾俞、涌泉。

采用温和灸。将艾条点燃端对准穴位，距皮肤2～3厘米处施灸，使患儿局部有温热感而无灼热为宜，每穴灸5～10分钟，以皮肤红晕为度。每日1次，7次为1个疗程。

灸法二：取穴神阙。

采用雀啄灸，取点燃的艾条悬于施灸部位3厘米左右，艾条像鸟雀啄食一样上下移动，每穴灸5～10分钟，灸至皮肤红晕为度。每日1次，10次为1个疗程。此灸法温热感较强，应避免烧伤皮肤，因小儿皮肤稚嫩，为防止烫伤，施灸者左手中、示指分开按在施灸部位 两侧，根据自己的手感测定患儿受热程度，以便随时调节施灸 距离。

◎ 预防方法

◆日常生活注意孩子的腹部保暖。

◆合理喂养孩子，宜食宜消化食物。

◆注意卫生管理，培养孩子良好的卫生习惯。

◎ 易患人群

◆2岁以下婴幼儿。

◆偏食、厌食的婴幼儿。

◎ 主治穴位

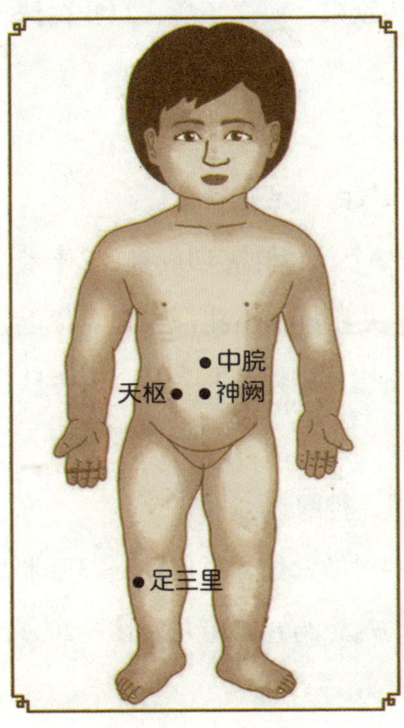

中脘

在上腹部，前正中线上，脐上4寸处。

神阙

在肚脐中央。

天枢

在腹中部，脐中旁开2寸处。

足三里

在小腿前外侧，犊鼻下3寸，距胫骨前缘一横指处。

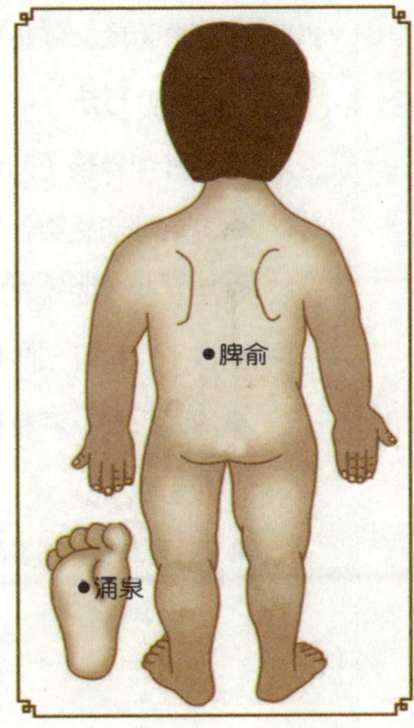

脾俞

在第十一胸椎棘突下，旁开1.5寸处。

涌泉

在足底（去趾）前1/3处，足趾跖屈时呈凹陷中央。

小儿惊风

小儿惊风是小儿时期常见的一种急重病症，任何季节均可发生，小儿惊风常因小儿的神经系统调控抑制和兴奋的能力比成人弱得多而引起。

◎ 症状表现

以小儿突然四肢抽动、摇头瞪眼、唤之不醒、口吐白沫、大小便失禁为临床症状。

◎ 艾灸方法

灸法一：取穴神阙、关元、气海、足三里。

采用隔姜灸。每次取穴1～2个。将鲜姜切成直径2厘米、厚0.3厘米的姜片，用粗针在其中央扎数个小孔，放置穴位上，在姜片上放黄豆大小艾炷，点燃艾炷，每穴灸2～3壮，以皮肤红晕为度。每日1次，5次为1个疗程。

灸法二：取穴天枢、足三里、神阙。

采用温和灸。将艾条点燃端对准穴位，距皮肤2～3厘米处施灸，使患儿局部有温热感而无灼热感为宜，每穴灸10～20分钟，以皮肤红晕为度。每日1次，5次为1个疗程。

◎ 预防方法

◆平时加强孩子的体育锻炼，增强体质，提高抗病能力。

◆避免时邪感染。

◆注意孩子的饮食卫生，不吃腐败及变质 食物。

◆孩子应按时预防接种。

◆加强看护，避免孩子跌仆惊骇。

◎ 易患人群

◆1～5岁的小儿多见，年龄越小，发病率越高。

◎ 主治穴位

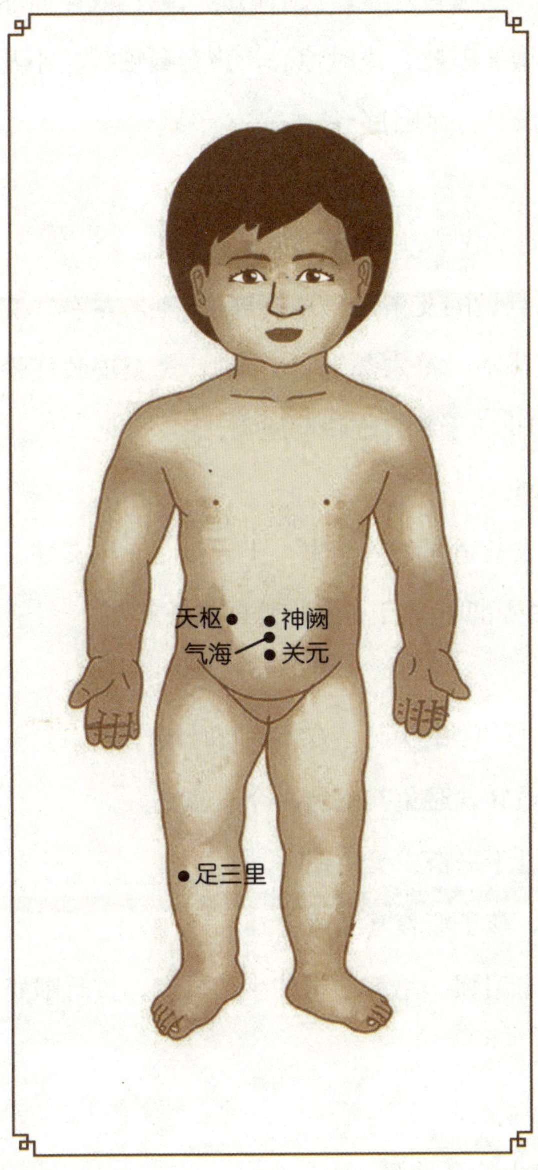

神阙

在肚脐中央。

气海

在下腹部，前正中线上，脐下1.5寸处。

关元

在下腹部，前正中线上，脐下3寸处。

天枢

在腹中部，脐中旁开2寸处。

足三里

在小腿前外侧，犊鼻下3寸，距胫骨前缘一横指处。

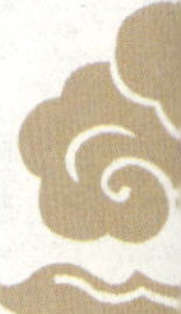

小儿夜啼

婴幼儿白天能安静入睡，入夜则啼哭不安，时哭时止，或每夜定时啼哭，甚则通宵达旦，称为小儿夜啼。多见于新生儿及6个月内的婴幼儿。

◎ 症状表现

患儿或阵阵啼哭，或通宵达旦，哭后仍能入睡；或伴面赤唇红，或阵发腹痛，或腹胀呕吐，或时惊恐，声音嘶哑等。小儿夜啼一般持续时间少则数日，多则1个月。

◎ 艾灸方法

灸法一：取穴中冲、劳宫、神阙、神门、涌泉。

采用雀啄灸。取点燃的艾条悬于施灸部位3厘米左右，艾条像鸟雀啄食一样上下移动，每穴灸5～10分钟，灸至皮肤红晕为度。每日1次，中病即止，于每日临睡前施灸。

灸法二：取穴神阙。

采用隔盐灸。取食盐适量纳入脐窝，上置黄豆大小艾炷，每次灸3壮。每日1次，中病即止，于每日临睡前施灸。

◎ 预防方法

◆及时观察婴幼儿的健康状况，有疾病及时治疗。

◆孩子被褥厚薄适宜，避免其感到寒冷或过热。

◆避免孩子白天过于兴奋或受到惊吓。

◆日常护理得当，孩子穿着寒温适宜。

◆养成良好的作息习惯，培养正常的生活习惯，按时喂奶，减少夜间喂奶次数。

◎ 易患人群

◆新生儿及6个月内的婴幼儿。

◆进入新环境的幼儿。

◆有慢性疾病的幼儿。

◎ 主治穴位

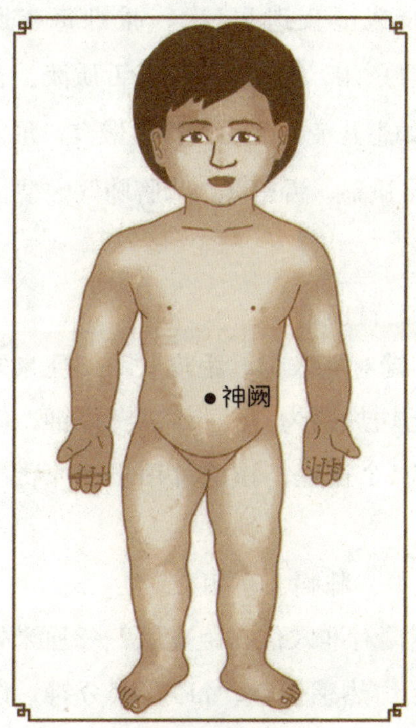

神阙

在肚脐中央。

中冲

在手中指末节尖端中央。

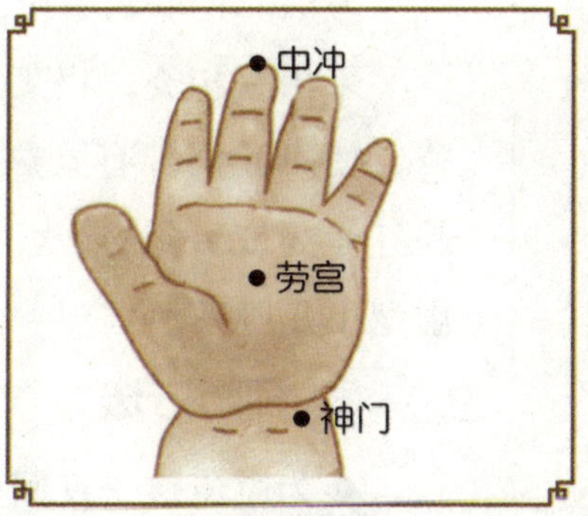

劳宫

在左手背第二、三掌骨间，指掌关节后约0.5寸处。

神门

在腕掌侧横纹尺侧端，尺侧腕屈肌腱桡侧凹陷中。

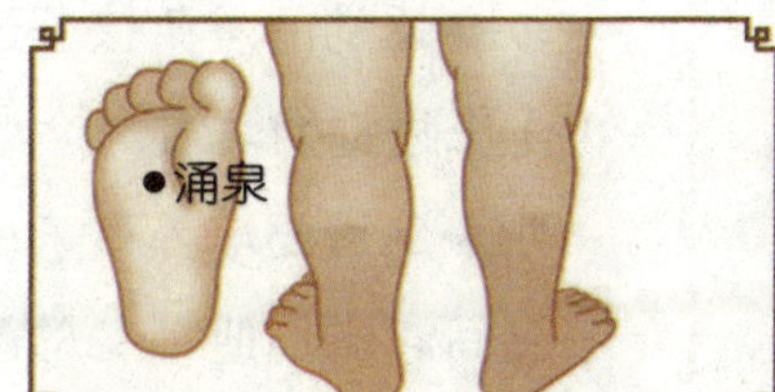

涌泉

在足底（去趾）前1/3处，足趾跖屈时呈凹陷中央。

小儿遗尿

小儿遗尿是指3岁以上的儿童睡眠中不自主地排尿，醒后才知道的一种病症，俗称『尿床』。

◎ 症状表现

小儿睡中遗尿，轻则每夜或隔夜遗尿1次，重则每夜遗尿2～3次。如患儿面色苍白，喜暖怕冷，四肢偏凉，舌质淡、苔薄白为肾气不足、下元虚寒型；如患儿疲倦乏力，汗多懒言，形体消瘦，面色偏黄、厌食，大便量多质稀，舌苔薄白为脾肺气虚型。

◎ 艾灸方法

方法一：取穴关元、中级、肾俞。

采用温和灸。将艾条点燃端对准穴位，距皮肤2～3厘米处施灸，使患儿局部有温热感而无灼热感为宜，每穴灸5分钟，以皮肤红晕为度。每日1次，7次为1个疗程。该法可用于治疗肾气不足、下元虚寒型小儿遗尿。

方法二：取穴关元、足三里、肺腧、三阴交。

采用温和灸。将艾条点燃端对准穴位，距皮肤2～3厘米处施灸，使患儿局部有温热感而无灼热感为宜，每穴灸5分钟，以皮肤红晕为度。每日1次，7次为1个疗程。该法可用于治疗脾肺气虚型小儿遗尿。

◎ 预防方法

◆为避免孩子夜间熟睡后不易醒，白天应注意不要让孩子过度疲劳，中午最好安排适当的睡眠时间。

◆控制孩子食物中盐的摄入量，临睡前减少液体的摄入。

◆睡觉前避免孩子过度兴奋，要孩子养成睡觉之前排空小便再上床睡觉的习惯。

◆父母要培养孩子夜间自觉起床小便的习惯。入睡前提醒孩子夜间起床小便，父母还可以在孩子经常遗尿的时间到来之前叫醒他，让其在清醒状态下小便。

◆培养孩子养成良好的作息制度和卫生习惯。

◆当孩子面临挫折和意外时，家长应善于疏导，帮助孩子消除心理紧张；当孩子出现遗尿后，不应责备或体罚，应寻找原因，对症治疗。

◎ 易患人群

◆有遗尿症家族史的儿童。

◆饮食不规律，晚上喜欢吃大量水果、喝水较多的儿童。

◎ 主治穴位

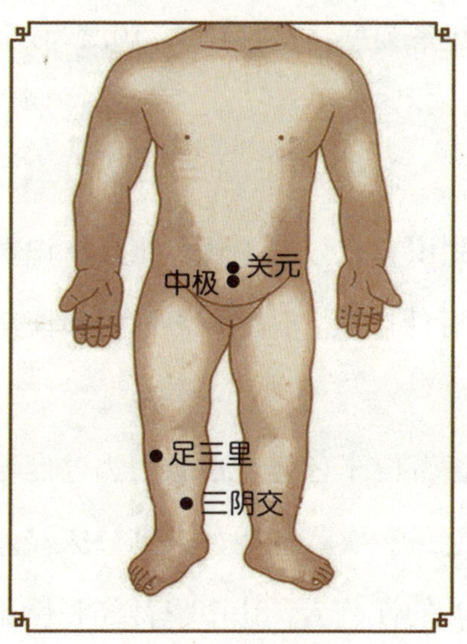

关元

在下腹部，前正中线上，脐下3寸处。

中极

在下腹部正中线上，脐下4寸处。

足三里

在小腿前外侧，犊鼻下3寸，距胫骨前缘一横指处。

三阴交

在小腿内侧，足内踝尖上3寸，胫骨内侧缘后方。

肺俞

在第三胸椎棘突下，旁开1.5寸处。

肾俞

在第二腰椎棘突下，旁开1.5寸处。

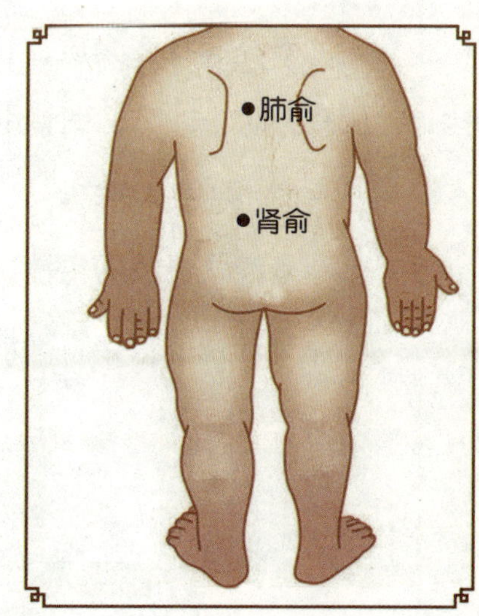

阳痿

阳痿又称勃起功能障碍，是指在有性欲要求时，阴茎不能勃起或勃起不坚，或虽然有勃起且有一定程度的硬度，但不能保持性交的足够时间，因而妨碍性交或不能完成性交。

◎ 症状表现

阳器不举或举而不坚，常伴有头晕目眩、心悸耳鸣、面色不华等症状。

◎ 艾灸方法

取穴肾俞、关元、中极、命门、三阴交、气海、神阙。

采用温和灸。将艾条点燃端对准穴位，距皮肤2～3厘米处施灸，每穴灸10分钟，以皮肤红晕为度。每日1次，10次为1个疗程。

◎ 预防方法

◆消除心理因素。要对性知识有充分的了解，充分认识精神因素对性功能的影响。要正确对待性欲，不能因为一两次性交失败而沮丧担忧，缺乏信心。

◆节房事。长期房事过度，沉浸于色情，自慰用力过度导致精神疲乏，是导致阳痿的原因之一。实践证明，夫妻分床，停止一段时间性生活，避免各种类型的性刺激，让中枢神经和性器官得到充分休息，是防治阳痿的有效措施。

◆提高身体素质，积极从事体育锻炼，增强体质，并且注意休息，防止过劳，调整中枢神经系统的功能失衡。

◎ 易患人群

◆经常喝酒的男性。

◆经常熬夜，常抽烟或者情绪抑郁的男性。

◎ 主治穴位

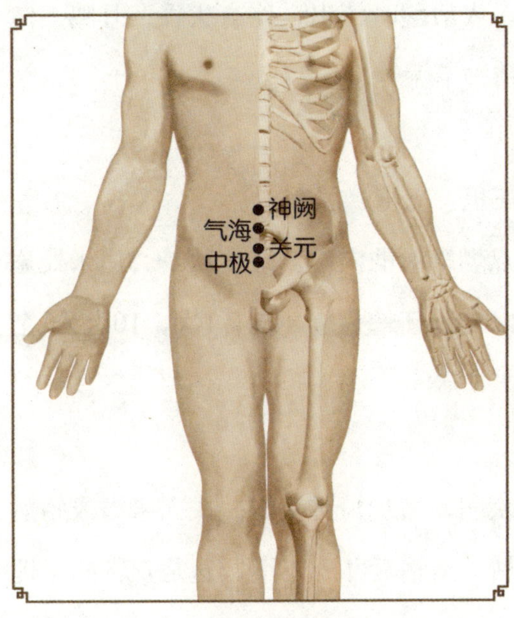

神阙

在肚脐中央。

气海

在下腹部正中线上，脐下1.5寸处。

关元

在下腹部，前正中线上，脐下3寸处。

中极

在下腹部正中线上，脐下4寸处。

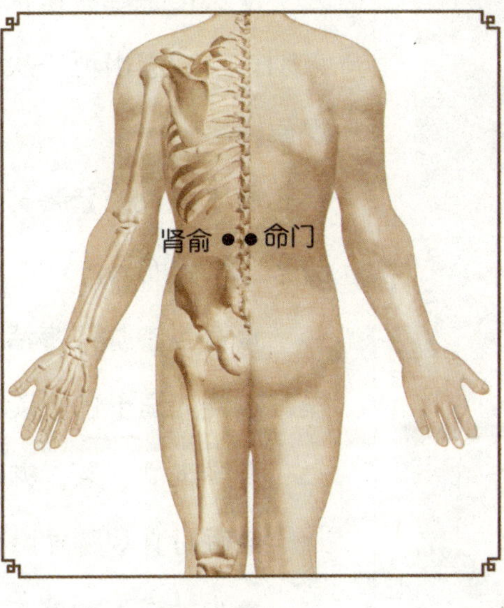

肾俞

在第二腰椎棘突下，旁开1.5寸处。

命门

第二腰椎棘突下凹陷中。

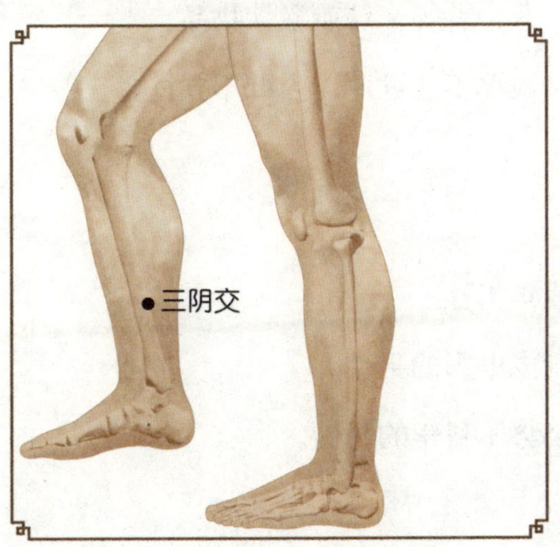

三阴交

在小腿内侧，足内踝尖上3寸，胫骨内侧缘后方。

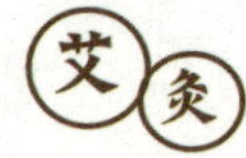

遗精

遗精是指不因性交而精液频繁自行泻出的病症。

◎ 症状表现

常见症状有梦中遗精，或清醒时流出，伴有头昏、耳鸣、健忘、心悸、失眠、腰酸、精神不振等。

◎ 艾灸方法

取穴关元、命门、足三里、气海、腰眼。

采用温和灸。将艾条点燃端对准穴位，距皮肤2～3厘米处施灸，每穴灸15～20分钟，以皮肤红晕为度，每日1次，10次为1个疗程。

◎ 预防方法

◆勿把生理现象视为疾病，增加精神负担。成人未婚或婚后久别，1～2周出现一次遗精，遗精后并无不适，这是正常的生理现象。

◆不要过分紧张，遗精后不要受凉，更不要用冷水洗浴，以防寒邪乘虚而入。

◆适当参加体育活动和健康的娱乐活动，增强体质、陶冶情操，不要沉溺于色情读物。

◆少进酒、茶、咖啡、葱、蒜等辛辣刺激性物品。

◆睡时宜屈膝侧卧位，被褥不宜过厚，内裤不宜过紧。

◆少抽或不抽烟。

◎ 易患人群

◆长期没有性生活的成年男性。

◆经常沉迷于色情书刊或电影的男性。

◆生活中穿衣、睡眠姿势不科学的男性。

◎ 主治穴位

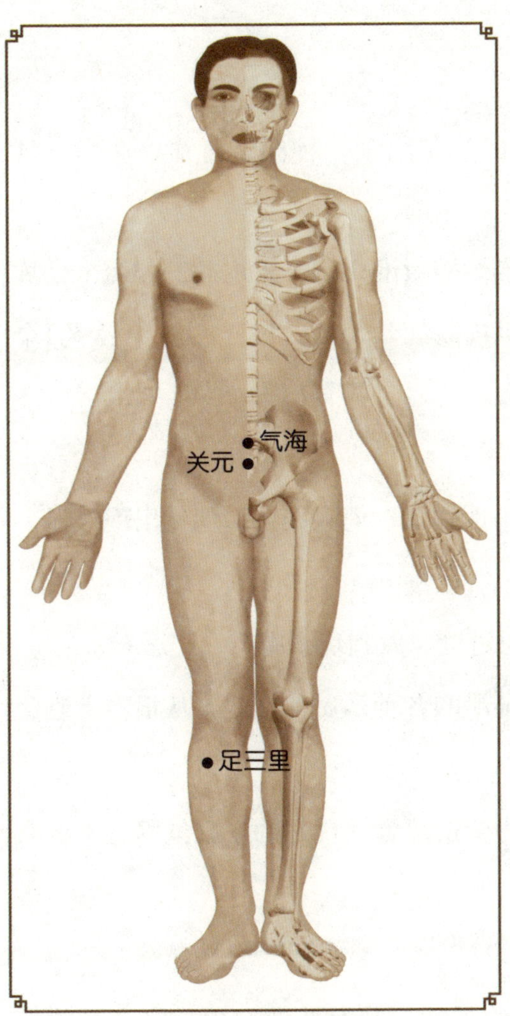

关元

在下腹部，前正中线上，脐下3寸处。

足三里

在小腿前外侧，犊鼻下3寸，距胫骨前缘一横指处。

气海

在下腹部，前正中线上，脐下1.5寸处。

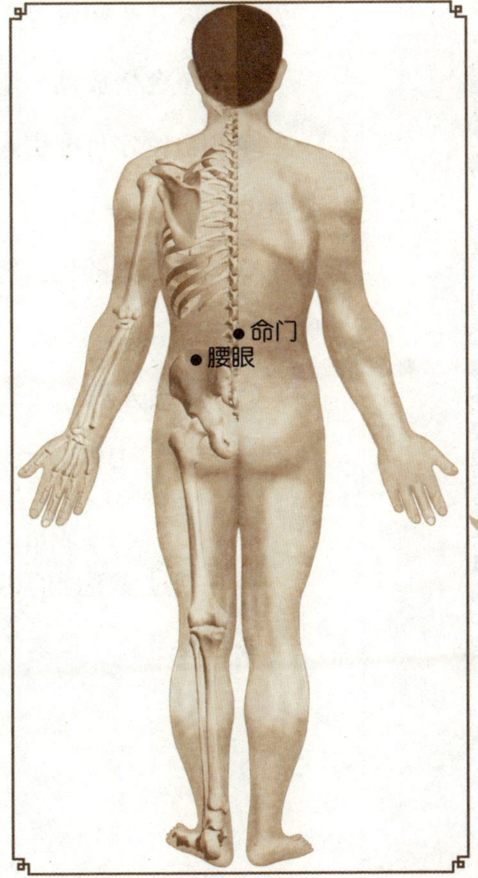

命门

第二腰椎棘突下凹陷中。

腰眼

在第四腰椎棘突下，旁开3.5寸凹陷中。

早泄

早泄是指射精发生在阴茎进入阴道之前，或进入阴道中时间较短，在女性尚未达到性高潮时，提早射精而出现的性交不和谐障碍。

◎ 症状表现

可见射精过早、过快。

◎ 艾灸方法

取穴关元、中极、八髎、腰阳关、神阙、肾俞、命门、气海、足三里、涌泉。

采用温和灸。将艾条点燃端对准穴位，距皮肤2～3厘米处施灸，每穴灸15～20分钟，以皮肤红晕为度。每日1次，10次为1个疗程。长期坚持。

◎ 预防方法

◆夫妻双方正确地学习性知识，消除误会。偶然出现早泄，女方应安慰、关怀男方。

◆避免色情放纵、情思过度，做到房事有节，起居有常。

◆积极治疗可能引起早泄的各种器质性疾病，从根本上避免早泄的发生。

◆保持心情舒畅，努力营造温馨、良好的家庭氛围，不要有紧张、焦虑心理。

◎ 易患人群

◆生活、工作压力大的男性，甚至伴随有内分泌紊乱的症状者。

◆长期过度手淫的男性。

◆包皮过长、包茎的男性。

◎ 主治穴位

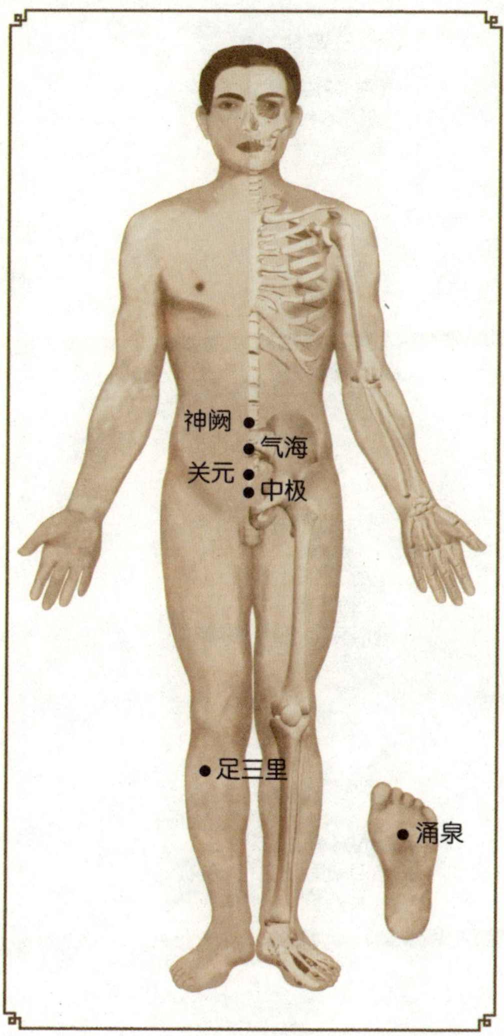

神阙

在肚脐中央。

气海

在下腹部，前正中线上，脐下1.5寸处。

关元

在下腹部，前正中线上，脐下3寸处。

中极

在下腹部正中线上，脐下4寸处。

足三里

在小腿前外侧，犊鼻下3寸，距胫骨前缘一横指处。

涌泉

在足底（去趾）前1/3处，足趾跖屈时呈凹陷中央。

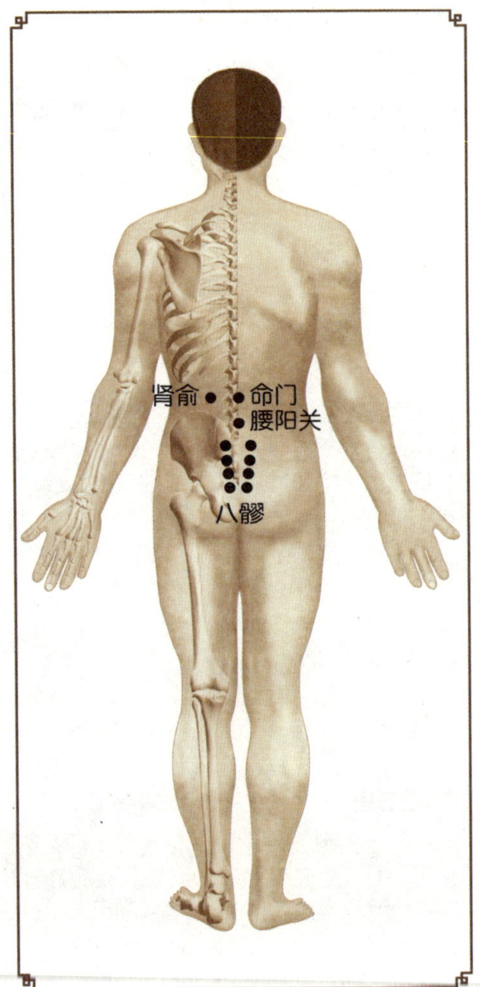

肾俞

在第二腰椎棘突下，旁开1.5寸处。

命门

第二腰椎棘突下凹陷中。

腰阳关

后正中线上，第四腰椎棘突下凹陷中，约与髂嵴相平。

八髎

位于一、二、三、四骶后孔中，左右共八穴。